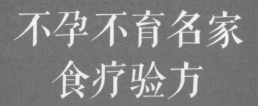

不孕不育名家
食疗验方

沈坚华中医食疗心镜

主编 谭桂云 沈瑞扬

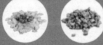

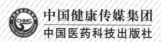

中国健康传媒集团

中国医药科技出版社

内容提要

药膳食疗汤不仅营养美味，而且兼有调养身体、辅助治疗的功效，越来越受到大家的关注。本书从药膳食疗在临床中的应用、常规养生食疗方、不孕不育症辨证食疗方、食疗验案、汤方小问答等几方面，详细介绍了沈坚华教授多年研究应用药膳食疗的经验和心得，其中不仅有辨证论治的原则、方法，还有几十首经验汤方，便于读者认识和了解食疗，并能更好地运用食疗来强身健体、治病防病。作为不孕不育症治疗专家，沈教授的专用汤方也在本书中全部传授，希望更多人可以实现为人父母的心愿。

图书在版编目（CIP）数据

不孕不育名家食疗验方：沈坚华中医食疗心镜 / 谭桂云，沈瑞扬主编. — 北京：中国医药科技出版社，2020.7

ISBN 978-7-5214-1801-9

Ⅰ . ①不… Ⅱ . ①谭… ②沈… Ⅲ . ①不孕症－食物疗法 ②男性不育－食物疗法 Ⅳ . ① R247.1

中国版本图书馆 CIP 数据核字（2020）第 079757 号

美术编辑 陈君杞
版式设计 锋尚设计

出版　**中国健康传媒集团｜中国医药科技出版社**
地址　北京市海淀区文慧园北路甲 22 号
邮编　100082
电话　发行：010-62227427　邮购：010-62236938
网址　www.cmstp.com
规格　787×1092mm　¹/₁₆
印张　12
字数　223 千字
版次　2020 年 7 月第 1 版
印次　2020 年 7 月第 1 次印刷
印刷　三河市万龙印装有限公司
经销　全国各地新华书店
书号　ISBN 978-7-5214-1801-9
定价　55.00 元

获取新书信息、投稿、为图书纠错，请扫码联系我们。

编委会

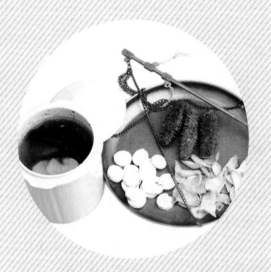

中医临床食疗养生疗效的提高，是中医事业发展的关键；名中医学术经验的总结、提炼、出版、发行是继承创新名中医经验的关键；因而本书的问世，就是广东省乃至全国继承创新名中医学术经验这一关键之事的关键之举。

广东省名中医、全国名老中医药专家沈坚华先生与余相识、相交、相知于20世纪80年代初期，素知先生心慈言简，志高行方，而本书更展现其成为治疗不孕不育症及食疗专家的心路历程。治学求知孜孜不倦，纾难救急无悔无求，悬壶济世，带徒授业，毕生践行"大医精诚"，终至德业双馨，泽被苍生，桃李满园，高徒耀明堂，真可谓岭南医苑大师！

随着人们生活水平的提高，对身体健康的追求与时俱增，并深知食疗胜于药疗，因此近年来重视食疗的人越来越多，但市面上介绍食疗的作品良莠不齐、炒作丛生、谬误层出，广大群众急需一个专业性强、对医疗和食疗都精通的专家出版一部著作，以正视听，这个责任自然就落在沈坚华教授肩上。沈教授青年时就背诵唐代医家孙思邈的"大医精诚"。精者，是要求医者有精湛的医术，医道是"至精至微之事"，习医之人必须"博极医源，精勤不倦"；诚者，是要求医者要有高尚的品德修养，以"见彼苦恼，若己有之"的心策发"大慈恻隐之心"进而发愿立誓"普救含灵之苦"，不能"自逞俊快，邀射名誉""恃己所长，经略财物"。"精""诚"是医者之道，也是食疗之道，食疗之"精"：食疗业内人员要精通相关药膳的烹饪原理与技法，将药膳按美食美味的要求来设计制作，让包括老、弱、妇、孺等在内的所有大众群体接受并喜爱。食疗之"诚"：食疗业内人员要心存对药膳事业的敬畏之心，心存一片赤子情怀，不断满足更多人的健康需求，让药膳制作有法可依，有章可循，是对食疗之"诚"的最好诠释。

在"精诚"信念推动下，沈教授特别重视食疗，他的"三管齐下""三步六法十八方"中医综合疗法都将食疗药膳列为专门的治疗方法，行医40余年临床常用的几十首药食同源汤方经过数千万人次的验证，疗效确实，并把经验精华撰写成本书，分为药膳食疗在临床中的应用、常规养生食疗方、不孕不育症辨证食疗方、食疗验案精选、汤方小问答等五大部分，内容十分丰富，纲举目张，条分缕析，实例引证，图文并茂，字字珠玑，细心品阅，玩味无穷，实为水平高、诚信好、疗效佳、操作易、影响大的中医食疗宝典，诚是大众之福，读者之幸。时值粤港澳大湾区卫生健康合作高质量发展之际，本书的问世堪称一大贡献！

借《不孕不育名家食疗验方——沈坚华中医食疗心镜》一书出版之际，欣然作序，以示庆贺！

邱健行　首届全国名中医

2019年春于广州

中医自古就有"药食同源"之说，药膳食疗是在中医基础理论的指导下，通过饮食途径起到养生保健、祛病防病作用的方法。在药膳食疗的研究道路上，本人走过了40多年，对药膳的心得与体会要循着本人的从医之路细细道来。

20世纪70年代末，我还是一名基层医疗机构的家庭病床主诊医生，当时对患者的治疗措施大多是以口服药物为主。我为了提高临床疗效，开始尝试把药膳炖汤、辨证施食也作为主要的措施予以运用。至今我仍然记得一个对我非常有启发的病例。那是一位喉癌术后的中风患者，呈昏睡状态，口唇干焦，筋脉拘急，手足瘛疭，数日无大便，舌红绛嫩，无苔，脉弦细数。我给他开了三甲复脉汤加减及药膳沙参玉竹水鱼汤，嘱咐其家人每半小时一勺子药，一勺子汤，交替喂服。3日后，患者清醒过来，意识清晰，家属欣慰不已。这个病例不仅启发了我对药膳的进一步思考，更坚定了我通过药膳辅助治疗的信心和决心。像这类基础状态差，现代医学治疗意义不大的患者，他们不能到处走，医院也不收治，想要调养过来，加快康复速度，靠的只有支持疗法。而支持疗法的核心就是药膳食疗。尤其是以汤水为主的食疗，可以起到药疗和营养的作用，既有中医调养之功，亦有营养支持之效。而汤水食疗因为更容易被人体吸收，所以特别适合胃肠功能差、体质虚弱的人群，若能结合辨证施食更能取得意想不到的效果。

经过多年的临床实践，本人越发体会到药膳食疗的好处与重要性，临床上开始运用中药汤剂结合药膳食疗治疗一些患者。比如中风偏瘫患者，中医辨证用药联合常规西药都未能取得理想效果的，一旦加上辨证施食，大部分就能明显提高疗效，成功案例不胜枚举。

1985年，本人主持创建不孕不育专科（2002年成为国家中医重点专科专病建设单位），广泛地把药膳食疗结合中医药治疗运用到医疗实践中。我亲眼看见很多久治不愈的患者在增加药膳食疗后取得了意想不到的效果。曾经有一位45岁的患者，怀孕后胎停清宫，加上摔倒致膝盖受伤韧带撕裂后，开始出现体质下降、夏日亦手脚冰冷的症状，冬天甚至绑热水袋亦有冷感，膝盖更是疼痛不消。此患者惧怕中药味苦，拒绝服用中药，其丈夫咨询我后每日坚持为太太做补气养血、温肾散瘀的药膳，日日不息坚持调养了近一年，太太竟然自然怀孕。后来又继续通过药膳养胎，最后在46岁的高龄剖宫产下了一个胖小子。

不断的临床实践和总结使我更加深刻地体会到辨证施食的重要性。20世纪90年代初，本人回顾分析积累了近十年的病案后发现，凡施予药膳辅助的患者，与没有施予药膳辅助的患者相比，其所获得的临床效果截然不同。由此，我进一步领会到药膳治疗的重要性，也开始把药膳炖汤作为自己养生保健的主要措施，亲身体会到在养生保健和治疗疾病的过程中，药膳食疗不仅能起到治疗作用，更能让人保持充沛体力去工作和生活。正因为切身体会到药膳的好处，因此坚定了我把药膳食疗向普罗大众推广的信念，让更多人受惠。20世纪90年代初，经过我业余指导的亲戚朋友陆续开设食疗餐厅，全市超过10间。前后20多年，惠及过千万人次，收到非常好的效果。通过面向普通大众的餐厅开设，我更深刻体会到，只要辨证施食正确，食疗效果并不慢，有时甚至还可以起到立竿见影的功效。记得在一次食疗餐馆的聚餐中，有个朋友问我"牙龈浮肿疼痛，不愿咀嚼进食，要饮什么汤？"看了汤谱之后我建议他喝凉瓜黄豆炖鲜鲍。15分钟后，这位朋友告知，浮肿疼痛竟马上减轻，有进食的欲望了。还有个食客因梅尼埃综合征和腰椎间盘突出经常眩晕且行走不便，饮用了我推荐的锁阳羊腰炖核桃约半年，眩晕消失，行走如常，且近10年没有再发作。还有一位老妇人主诉胸闷气短，有窒息感，本人诊断为气虚血瘀，建议其饮红参三七炖鹌鹑汤，一个月后症状慢慢缓解。再如一近10年反复口腔溃疡的食客，本人诊断其为阴虚内热，建议饮用沙参玉竹山斑鱼汤，他坚持饮用，3日缓解，后来长期坚持饮用，追访几年未再发作。此类例子不胜枚举。药膳食疗在治病中可作为辅助手段，而在防病调理、保持充沛体力中则可作为主要手段。只要食疗有针对性和长期性，效果是明显的。经过数十年反复验证，结合辨证施食的效果确实要比单纯药物治疗更好。

"药膳"一词，最早见于《后汉书·列女传》，"及前妻长子兴遇疾困笃，母恻隐自然，亲调药膳，恩情笃密"，可见，药膳食疗是中医治病的一个重要手段。中医向来有"治未病"的理念，认为"与其救疗于有疾之后，不若摄养于无疾之先""未病而先治，所以明摄生之理"。而作为食疗手段的药膳更是突出了治未病这一思想，"若有疾患，且先详食医之法，审其疾状，以食疗之，食疗未愈然后命药，贵不伤其脏腑也"。随着人们生活水平的提高，健康理念深入人心，中医药膳食疗正顺应这一潮流，成为医疗、保健、康复的重要手段和普遍要求。

但正如《太平圣惠方》载"安身之本，必须于食；救病之道唯凭于药。不知食宜者，不足以全生"，人们对于药膳的应用仍存在不少误区，即使有药膳调理的需求亦苦于无人指导，甚至存在药膳的误用及滥用。本书旨在通过归纳本人临床多年反复实践所得的药膳心得体会，讲述常规药膳食疗和不孕不育症特色食疗，希望具有一定色、香、味的特定功效的膳食能得到推广，对大家有一定启发，并应用于日常养生保健，惠及大众。

沈坚华
2019年秋

对于食疗，现代医学的观点是通过膳食补充或控制各种营养素的摄入来达到治疗营养缺乏性疾病或与营养有关的疾病的目的。而中医学的观点则是通过药材和食物（主要是肉类）结合，辨证服用，以起到扶正、祛邪的作用，其内容更为丰富，范畴也更为广泛。肉类食物为血肉有情之品，能够起到填精益髓、调和阴阳的作用，配合药物辨证使用，可以迅速纠正因各种因素造成的营养不足及阴阳失衡。这在不孕不育症的治疗中尤其重要，通过合理膳食可达到调节内分泌、促进卵泡、精子等发育的目的，能缩短治疗周期，提高治疗效果。

近年来，重视食疗的人越来越多，但市面上介绍食疗的科普作品却是良莠不齐，甚至谣言遍地，炒作丛生，让广大群众无所适从。我们急需一个专业的、对医疗和食疗都精通的作者来出版一部作品，以正视听，给大众一个标准。

沈坚华主任中医师是国家级中医重点专科——广州市荔湾区中医医院妇科的创始人，享受国务院特殊津贴专家，第五批、第六批全国名老中医药专家学术经验继承工作指导老师，广东省名中医，广州中医药大学师承博士生导师。行医40余年，他一直默默耕耘在第一线临床，创立"三管齐下"及"三步六法十八方"中医综合疗法，通过辨证论治把中药内服、药膳食疗、外治疗法有机结合，治愈数以万计不孕不育患者，得到国家中医药管理局的高度认可。

沈氏特别重视食疗。在40余年行医的过程中，几乎要求每一位患者在治疗的过程中都要辨证服用食疗汤方，以增强疗效、缩短疗程。

2010年，沈坚华名中医工作室出版了《沈坚华中医临证心镜》一书，将沈氏中医综合疗法的临床运用及治疗体会进行了全面的整理。出于完成"心镜"系列，弘扬中医药文化的愿望，时隔10年，《不孕不育名家食疗验方——沈坚华中医食疗心镜》即将面世。本书收纳了沈坚华行医40余年在临床中常用的几十首汤方，经过数千万人次的长期验证，确有疗效，无副作用，是当之无愧的中医食疗宝典。

本书使用了很多通俗的语言和生动的例证，保证了可读性与趣味性，适合广大读者阅读。书中包含了季节汤方、体质养生汤方、不孕症专属汤方等。一般人群可以按照书中的指示简单对自己进行体质辨识选用适合的养生汤方；不孕症患者可以在医生的指导下辨证选择专门的汤方进行调治。为了方便读者，书后还增加了问答部分，针对患者针对食疗经常提出的疑问，进行了专业、详尽的解答。

食疗是药疗的有效补充，但又比药疗具有更大的安全性和可操作性，普通人也可以烹制。沈氏食疗汤方的一大特点就是口感好，有药的疗效而无药的苦涩味，这是很多食疗方都无法比拟的，且营养丰富，适合长期饮用。对于慢性疾病的调养，比服药更能让人坚持。

该书囊括了沈氏数十年在药膳食疗上的心得体会，实为自己的验方、秘法，本该保留不传。今为助大众健康之信念，不吝赠予广大读者，倾囊相授，实乃医者之德，大众之福，读者之幸。

希望医家阅读本书后能够切磋心得，互相指正，共同提高。更希望广大读者阅读以后能够掌握食疗的基本方法，并通过正确饮用汤方达到养生和治病的效果。

"悬壶济世，解众生之疾苦"，这是医者不变的初心和行动的宗旨，也是沈氏"心镜"系列出版的动力和追求。

沈坚华全国名老中医药专家传承工作室
2019年6月20日

目录

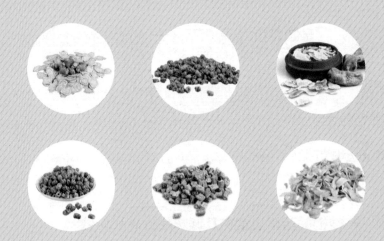

第一部分

药膳食疗在临床中的应用

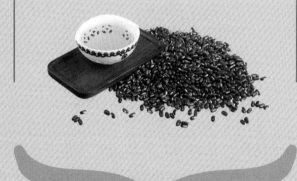

随着人们生活水平的不断提高，对自身健康的日益关注，食疗、药膳正逐渐进入大众视野，成为人们医疗、保健、康复的重要手段和普遍需求。食疗，即饮食疗法，或称食治，是在中医理论的指导下，利用食物的特性或调节膳食中的营养成分等，达到治疗疾病、恢复人体健康的目的。药膳，是以辅助治疗某些疾病为目的，依据中医辨证施治的原则，在膳食中加入一定的中药做成菜肴或其他类型的食物，以达到预防及治疗疾病、恢复健康的目的。

关于食疗的古代文献研究

我国素有"医食同源"之说，食疗、药膳源远流长。早在西周时期，我国就出现了专职从事调理饮食的"食医"，《周礼》记载，西周有医官叫"食医"，主要掌理调配周天子的"六食""六饮""六膳""百羞""百酱"的滋味、温凉和分量。我国现存最早的一部医书《黄帝内经》，对饮食与五脏的关系、饮食性味、饮食宜忌、食疗作用等，做了详细的论述。《素问·藏气法时论》曰："肝色青，宜食甘，粳米牛肉枣葵皆甘。心色赤，宜食酸，小豆犬肉李韭皆酸。肺色白，宜食苦，麦羊肉杏薤皆苦。脾色黄，宜食咸，大豆豕肉栗藿皆咸。肾色黑，宜食辛，黄黍鸡肉桃葱皆辛。辛散，酸收，甘缓，苦坚，咸软""毒药攻邪，五谷为养，五果为助，五畜为益，五菜为充，气味合而服之，以补精益气"。《素问·生气通天论》曰："阴之所生，本在五味；阴之五宫，伤在五味。是故味过于酸，肝气以津，脾气乃绝。味过于咸，大骨气劳，短肌，心气抑。味过于甘，心气喘满，色黑，肾气不衡。味过于苦，脾气不濡，胃气乃厚。味过于辛，筋脉沮弛，精神乃央。是故谨和五味，骨正筋柔，气血以流，腠理以密，如是则骨气以精。谨道如法，长有天命。"以上说明食疗、药膳的重要性，各类食物应调配得当，方能达到预防及治疗疾病、恢复健康、延年益寿的目的。

《神农本草经》中收录中药365种，其中食物50种，分上、中、下三品，上品有酸枣、葡萄、大枣等22种，中品有干姜、海藻、赤小豆、粟米、龙眼等19种，记载了食品的功效。东汉末代医家张仲景在《伤寒论》及《金匮要略》中亦采用食物用以治病。如"猪肤汤""当归生姜羊肉汤""甘麦大枣汤"都是典型的食疗方，并根据食物的

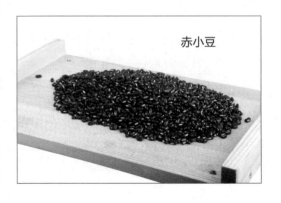

赤小豆

特性，专门撰写"禽兽鱼虫禁忌"及"果实菜谷禁忌"篇章。元代膳食太医忽思慧收集、总结各民族的食疗方法，并结合自己的经验，撰写了我国第一部食疗、膳食专著《饮膳正要》，书中强调食疗保健，疾病应以预防为主，提倡选用无毒、可久食、补益的食物，达到防病保健的目的。明代李时珍撰写的《本草纲目》收载药物1892种，其中食物500余种，并记载了日常食物如豆腐、米糕等的食疗作用。可见，古代医家已经开始重视运用食疗、药膳预防及治疗疾病。

药膳食疗应用原则

根据四气五味选择食物

食物的四气，又称四性，是指食物所具有的寒热温凉四种不同的性质，此外，还有介乎寒热温凉之间的平性食物，是指寒热界定不很明显、药性平和、作用较缓和的一类食物。寒凉食物常具有清热、泻火、解毒等作用，如苦瓜、绿豆、芥菜、白萝卜、西瓜、山竹、豆腐、兔肉、鸭肉等。温热食物常具有温阳、散寒等作用，比如辣椒、花椒、八角、胡椒、韭菜、生姜片、牛肉、羊肉、狗肉等。

食物的五味，是指食物具有酸、苦、甘、辛、咸五种不同的味道，除此之外还有淡味、涩味，因而具有不同的治疗效果。《素问·藏气法时论》已经对五味作出概括，指出"辛散、酸收、甘缓、苦坚、咸软"。辛"能散、能行"，具有发散、行气、行血作用，常用于外感、气滞、血瘀等证，如生姜味辛，发汗解表。甘"能补、能和、能缓"，具有补益、和中、缓急作用，多用于虚证，如饴糖补脾、益气、缓急、止痛，可用于缓解倦怠等症状。酸"能收、能涩"，具有收敛、固涩及消食导滞的作用，多用于自汗、盗汗、久泻、遗精及消化不良、不思饮食等病症，如乌梅酸收固涩以涩肠止泻，山楂有开胃消食、化滞消积等功效。苦"能泄、能燥、能坚"，具有泻下、败火、降逆、燥湿以及坚阴的作用，多用于热性病症，如苦瓜可清热泻火，治疗胃火上炎导致的牙痛、胃痛等病症。咸"能下、能软"，可软坚、散结、泻下，多用于热结便秘和癥瘕、积聚等，如海蜇、淡盐水可用于大便秘结。淡"能渗、能利"，具有渗湿利尿

党参

的作用，如冬瓜、薏苡仁可渗湿利尿。因此食物也同每一味中药一样，具有对机体的功能或某种疾病进行调整和治疗的作用。

根据脏腑功能选择食物

人体是以脏腑为中心的有机整体，脏腑之间在生理上相互协调，相互促进，共同维持机体的相对恒定；在病理上相互影响，任何脏腑发生病变，都会影响其他脏腑的功能。《素问》中指出"天气通于肺""谷气通于脾""雨气通于肾"，指的是大自然之清气、谷食之精气与饮水之精气，是与外界进行物质交换的、维持生命的三要素，缺一不可。而参与这些物质交换的、最直接的脏器就是肺、脾、肾。脏腑学说认为，人体通过肺的呼吸，完成与外界气体的交换，又因肺主肃降，使水道通调，将多余的水液下输膀胱，参与并促进了人体的水液代谢。具有"后天之本""水谷之海""气血生化之源"之称的脾在水谷、水湿运化方面起十分重要的作用。它直接对饮食物进行运化、转输，是人体的枢纽。饮食水谷皆须经过脾胃的受纳、运化，方能化为气血，濡养脏腑百脉、四肢百骸，以维持生命。可见，脾胃在脏腑中占有极其重要的地位。肾为"先天之本"，既藏肾精，又调节人体的水液代谢。通过肾阳的气化作用，对水液起升清降浊的作用；对脾胃的受纳、运化起温煦蒸化的作用，正如张景岳曰："水谷之海，本赖先天为之主，而精血之论，又必赖后天为之资。……凡先天有不足者，但是后天培养之功，亦可居其强半"。因此，保证五脏之气健旺，特别是肺、脾、肾三脏功能健旺，是食疗、药膳的先决条件。

为此，食疗、药膳在强调协调脏腑，恢复机体生理平衡的同时，特别注意保护和增强脾胃功能。当脾胃功能健全时，可以根据病症需要按不同脏腑特点指导食疗、膳食。如肺热壅盛所致的咳嗽，证属痰热犯肺时，食疗应以清肺化痰为法，选食桑叶南北杏炖猪肺、鱼腥草黄豆炖猪肺等；如为肝火上炎、木火刑金所致的咳嗽时，食疗应以清肝泻火为主，选食夏枯草菊花绿茶水、芹菜粥等；若为肾阴不足、子病犯母引发的咳嗽时，食疗应以滋补肾阴为主，选食山药百合炖瘦肉、天门冬粥等。如此协调脏腑之间的关系，恢复其相互间的生理平衡，即可获得相应的食疗效果。若遇脾胃功能受损者，则必须以调理脾胃在先。如有食滞者先食山楂粥、麦芽粥开胃消食；湿郁者先食薏苡仁粥、茯苓粥健脾利湿；气虚者先食参芪粥、健脾糕补中益气，待脾胃功能恢复后，再随证治之。因为脾胃功能的强弱，常是决定食疗、药膳能否奏效的关键。

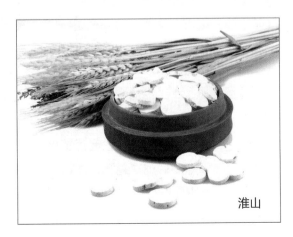

淮山

三因制宜，灵活选择食物

食疗、药膳需遵循三因制宜的原则，即因天时、地利、人和而食。

首先应依据四时气候，适时施用食疗、药膳。春主生发，食宜护阳保肝，饮食上可以多食用一些温热性的食物，比如葱、姜、牛羊狗肉等食材；另一方面，肝喜条达而恶抑郁，甘味气性柔和，可使肝气柔和地生发，同时补益人体的脾胃之气，因此，春日应少食酸味食品，多吃甘甜之物。夏主生长，食宜清热解暑，益气生津，长夏并宜清暑利湿，应多食脾胃易消化的简单食物，主食以五谷杂粮为主，副食以豆类、蔬菜、水果、菌类为主。秋主收敛，食宜滋阴润肺，味宜减辛增酸，多食百合、蜂蜜、梨、枸杞子、银耳、萝卜等润肺养阴养肺的食物。冬主收藏，食宜温散补肾，要适当用具有御寒功效的食物进行温补和调养，以起到温养全身组织、增强体质、提高人体防寒能力的作用，如羊肉、狗肉、枸杞子、韭菜、胡桃、糯米等食物。

其次，食疗、药膳要考虑地域特点。不同地域人群有不同的饮食习惯，从而出现体质偏颇的情况。西方人多为阳盛体质，多食阳热之性的肉类，常喝冰水；而中国人多为寒凉体质，多食平性谷物，常喝温水。另外，同为中国人，其饮食也应按照不同的地理气候条件而有所变化。如南方气候多温暖潮湿，应多食驱除清热祛湿之物，如薏苡仁、黄瓜、苦瓜、芥蓝、茅根、荷叶等食物；北方气候多寒冷干燥，宜食温热、滋润之物，如鱼肉、粗粮、鸡蛋、牛奶、雪梨、银耳、百合等食物。

最后，食疗、药膳不忘"人和"。相对于个人，每个人体质均不尽相同，有阳虚质、阴虚质、气虚质、血瘀质、气郁质、痰湿质、湿热质、特禀质、平和质九种体质。其中，阴虚质多表现为手足心热、午后颧红、潮热盗汗、虚烦不眠、口干、舌红苔少等症状，多食梨、百合、银耳、木瓜、菠菜、无花果、冰糖等甘凉滋润食物，喝沙参粥、百合粥、枸杞粥、桑椹粥、山药粥，少吃葱、姜、蒜、椒等辛辣燥烈品。气虚质多表现为心悸气短、身体易疲劳、多汗自汗、情绪不稳、食欲不振、胖大舌、边有齿痕、脉细无力等症状，多食益气健脾食物，如粳米、糯米、小米、大麦、山药、土豆、大枣、香菇、鸡肉、兔肉、鹌鹑、牛肉、青鱼、鲢鱼，少吃耗气食物如生萝卜、空心菜等。湿热质多表现为口苦或嘴里有异味、大便黏滞不爽、小便时尿道有发热感、尿色深、带下色黄等症状，多食西红柿、草莓、青瓜、绿豆、芹菜、薏苡仁、苦瓜、茵陈蒿等物，饮绿茶。忌辛温滋腻，少喝酒，少吃海鲜。

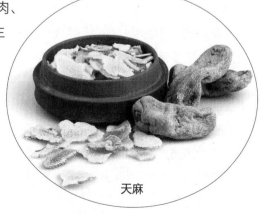

天麻

辨证施食

　　辨证施食，是中医食疗、药膳对疾病的一种特殊处理方法。而脏腑辨证是根据脏腑的生理功能和病理特点，辨别脏腑病位、阴阳、气血、虚实、寒热等变化，为治疗提供依据的辨证方法。人体是以脏腑为中心的有机整体，脏腑之间在生理上互相协调、互相促进，在病理上相互影响。以不同脏腑辨证中的"证"为前提和依据，按不同"证"的需要分别配置不同的膳食，是中医辨证施食在食疗、药膳中的具体应用。

　　心系证候主要反映在心脏本身及其主血脉功能的失常，心神的意识思维等精神活动的异常。心的证候有心气虚、心阳虚、心阴虚、心血虚、心火偏盛、血瘀脉管等。食疗、药膳当以补心为主，疏补结合，辅以清心火、养心神、通心脉之法。如心系虚证可选用红参、西洋参、大枣、莲子、香菇、鸡肉、大豆、黄鳝、牛肉为原料制成药膳、食疗。心火偏盛证可选用百合、麦冬、鲜生地、竹叶、莴苣、生菜、苦瓜、芹菜、西瓜、绿豆、黄瓜等为原料制成药膳、食疗。

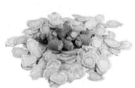

西洋参

　　肝系的证候主要反映在肝脏本身及主疏泄、藏血功能的失常，主要有肝血虚、肝阴虚、肝虚生风、肝阳上亢、肝气郁结等证。食疗、药膳当以养肝柔肝为主，息风潜阳为要，辅以疏肝解郁。肝阴虚证可选用枸杞子、山药、石斛、海蜇、芝麻、乌龟、牡蛎肉、鲍鱼、葡萄等原料制成食疗、药膳。肝气郁结证可选用鲜橘皮、金橘、萝卜、橙子、柚子、橘子、香橼、油菜、丝瓜、玫瑰花、合欢花等为原料制成食疗、药膳。肝虚生风证可选用枸杞子、石斛、西洋参、海蜇、乌龟、牡蛎肉、鸭蛋、何首乌、阿胶、熟地为原料制成食疗、药膳。

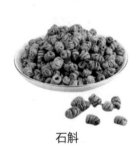

石斛

　　脾系证候主要反映在脾脏本身及其主运化、升清及统血功能的失常，主要有脾气虚、脾阳虚、中气下陷、脾不统血、脾虚湿困、胃阴虚、胃阳虚等证。食疗、药膳当以补脾益胃为主，兼以摄血、祛寒、化湿之法。脾阳虚证可选用红参、肉桂、茴香、蔻仁、砂仁、桂圆、海马、黄牛肉、狗肉、羊肉、韭菜等为原料制成食疗、药膳。脾不统血证可选用党参、黄芪、莲子、山药、大枣、花生衣、芡实、栗子、牛肉、粳米、扁豆、鹌鹑等为原料制成食疗、药膳。

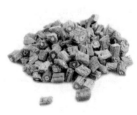

党参

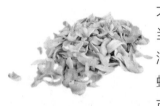

百合

肺系证候主要反映在肺脏本身及其主气、司呼吸、宣发肃降及通调水道功能的失常，主要有肺气虚、肺阴虚、肺津不足、大肠津亏、肺郁气滞、肺郁气逆、肺郁痰结等证。食疗、药膳当以补肺气、益肺阴、养肺津为主，兼以宣肺清肺、行气化痰之法。肺气虚证可选用党参、黄芪、胡桃仁、山药、糯米、栗子、蜂蜜、蛤蚧、瘦猪肉、猪肺等为原料制成食疗、药膳。肺阴虚证可选用北沙参、麦冬、天冬、玉竹、银耳、燕窝、冬虫夏草、龟板、鹌鹑、百合、山斑鱼、生梨等为原料制成食疗、药膳。

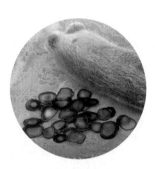

鹿茸

肾系证候主要反映在以人的生长、发育和生殖功能、水液代谢失常、呼吸功能减退和脑、髓、骨、耳、发及二便失常，主要有肾阳虚、肾阴虚、肾精不足、肾气不固等证。食疗、药膳当以补肾阴、培肾阳、益肾精、固肾气为要。肾阳虚证可选用鹿茸、淫羊藿、杜仲、肉苁蓉、菟丝子、蛤蚧、核桃仁、冬虫夏草、海马、海龙、猪尾、羊腰等为原料制成食疗、药膳。肾阴虚证可选用枸杞子、黄精、生地、天冬、北沙参、石斛、玉竹、墨旱莲、女贞子、桑椹、黑芝麻、龟甲、鳖甲、冬虫夏草、甲鱼、乌龟等为原料制成食疗、药膳。肾精不足证可选用黄精、枸杞子、桂圆、何首乌、桑椹、黑芝麻、冬虫夏草、海参、猪小肚（膀胱）、甲鱼、花胶（鱼肚、鱼鳔）、乌龟等为原料制成食疗、药膳。肾气不固证可选用枸杞子、黄精、桂圆、党参、桑椹、菟丝子、乌梅、肉豆蔻、山茱萸、覆盆子、海螵蛸、莲子、芡实等为原料制成食疗、药膳。

关于食疗的现代临床研究

现代医家在临床上，多运用食疗、药膳，在中医基础理论指导下，治疗疾病或作为疾病治疗中的辅助疗法，具有良好的临床效果。

药膳食疗在妇科疾病中的应用

一、药膳食疗在崩漏中的应用

王氏根据"祛瘀生新"理论，用山楂熬膏辅助治疗血瘀证崩漏34例，取得良好效果。取鲜山楂去核，加适量水边熬边搅拌20分钟，加红糖适量，再熬5~10分钟成膏状，装容器备用。配合口服中成药，每日3~5次，每次2~4勺。此食疗取山楂入血分而化瘀滞，去瘀则生新之意。

高氏对43例崩漏患者采取辨证施食，取得良好临床疗效。血热分虚热型及实热型。虚热型以滋阴清热、止血为则，给予木耳200克煮熟后红糖拌匀，二次服完，连服数月；或旱莲草25克煮鸡蛋2枚，日食。实热型以泻热、凉血、止血为则，给予鲜藕洗净消毒绞汁糖调服，日服二次，连服数日；或白菜根15克、老丝瓜15克、旱莲草9克煎水，代茶饮。血瘀型以活血、化瘀、行血止血为则，给予鲜益母草100克水煎去渣，用鸡蛋2枚以药液煮蛋成糊样内服；或老母鸡一只，艾叶15克、米酒60毫升，将鸡去毛及内脏，用酒艾叶水炖汤服，隔天一剂，连服5~6剂。脾虚型以益气、固本、养血止血为则，给予五指毛桃、大枣猪瘦肉，调料适量煮汤，日服二次，连服数日；或糯米100克煮粥，将熟时放入捣碎的阿胶30克，红糖少许，边煎边搅匀，煎2~3沸时食用。肾虚型又分为肾阴虚型及肾阳虚型。肾阴虚型以滋水、益阴、止血为则，给予鱼鳔（花胶）20克，佐以适当调料煮汤；或将黑木耳50克与红枣30枚煮烂熟，加红糖频服。肾阳虚型以温肾、固冲、止血为则，给予韭菜粥，早晚服，每次一碗，连续服用。

二、药膳食疗在多囊卵巢综合征中的应用

尤氏根据人的五行之分、九种体质之别、脏腑五行之属，食物有五色五味之分，根据女性的特殊生理体质，运用食疗、药膳分病辅助治疗妇科疾病。多囊卵巢综合征患者，合理的饮食习惯是辅助治疗的关键。患者的饮食宜清淡，避免辛辣刺激，避免甜食，控制体重。运用暖巢煲为补肾佐药，以暖巢填精、护卵养泡，主要由山药、枸杞子、黄芪各10克，巴戟天、黄精各5克，石斛3克，三七花2克，冬虫夏草1根组成。但身体肥胖者禁用。对于体胖者，予以养颜健体糊，由燕麦、黄豆、精白莲等组成，达到降脂、健体、养颜的效果。对于卵巢功能低下的患者，尤氏予以中药汤剂治疗，同时配合予以中药食疗煲如养泡煲、增泡糊、养春粥、养巢膏、养膜膏交替调理。养泡煲主要由党参、黄芪、黄精各10克，龙眼肉、山药、莲子各5克，石斛3克，三七花2克，冬虫夏草1根组成。增泡糊予以药物及熟食物打成粉，开水冲服，功用填精增液、助卵养泡。养春粥予以蛤蟆油分次煮粥食用，疗效显著。月经期，以治疗原发痼疾或病症为主，使

痰、湿、瘀血等随月经依时而下，以改善着床环境。经期重在调膜，改善子宫状态。在饮食上，注意寒温适宜，禁止过食生冷或辛热之品。排卵前期食宜清淡，忌食油炸、烧烤、辛辣之品。予以暖巢煲暖巢填精、护卵养泡，以养膜糊、养膜膏健脾养膜，以养泡煲、增泡糊、养巢膏以填精增液，助卵养泡。排卵前后服虾皮、鸽肉、鹌鹑肉及蛋、豆浆及豆制品等，忌生冷酸涩之品。排卵后期饮食宜清淡，忌食油炸、烧烤、辛辣之品，忌狗、羊、牛肉，忌大温大燥和有毒之品。予以着床煲以护卵养膜、助胚着床，由党参、黄芪、莲子各10克，百合7克，龙眼肉、山药各5克，三七花3克，冬虫夏草1根组成。

三、药膳食疗在产后缺乳中的应用

亦有医家将产后缺乳分为气血亏虚和肝气郁结两种进行辨证施食。气血亏虚证可用黄芪通草鸡以健脾和胃、通乳利尿。炙黄芪50克，通草10克，母鸡1只，将净膛鸡切块，再将黄芪、通草洗净放入，撒上细盐，淋入黄酒一匙，旺火隔水蒸3~4小时，空腹吃。肝气郁结证可用猪蹄通草粥疏肝理气通乳。猪蹄2只，通草5克，漏芦15克，大米100克，将猪蹄洗净切块，通草、漏芦煎汤代水，与猪蹄、大米煲粥，粥成加葱白2根、油盐少许调味，分次服食。

四、药膳食疗在围绝经期中的应用

刘氏将围绝经期失眠症患者，按照不同的治疗方法分成药膳组以及配合组。药膳组患者仅使用中医药膳治疗：小麦与粳米各50克，甘草15克，大枣8个，将甘草与小麦加水700毫升熬煮至500毫升，去渣后混合干净的粳米浸泡半小时，随后加入大枣熬煮成粥，早晚各一次，每次200毫升连续服用60天。配合组患者在此基础上加入耳穴贴压治疗，在心、肝、肾、内分泌、皮质下等部位的穴位使用柏子仁进行贴压，双耳交替贴压，3天交换一次贴压后每天按摩5~6次，每个穴位30秒，共2个疗程。对围绝经期失眠症患者实施耳穴贴压联合中医药膳治疗效果确切。

药膳食疗在内科疾病中的应用

一、根据消渴临床特点辨证施食

刘氏在临床上根据消渴的临床特点，临证中辨证加减，配合食物，制成药膳，辅助治疗，效果良好。自拟淮山饮，由淮山、沙参、麦冬组成，淮山味甘，性平，入脾、肺、肾经，功能补脾胃，益肺肾；沙参，味甘、微苦，性微寒，入肺、胃经，功能润肺滋阴，养胃生津；麦冬，味甘、微苦，性微寒，入心、肺、胃经，功能润肺滋阴，清心除烦，益胃生津，合用具有滋阴养胃、平补肺肾的功效。

二、辨证施食治疗神经衰弱

牟氏通过辨证施食，辅助治疗神经衰弱，取得良好疗效。①银耳灵芝羹：银耳与灵芝各6克、冰糖15克。将银耳和灵芝充分洗净泡发，文火炖2~3小时，加入冰糖汁，日服3次，适用于肺肾功能不足，具有安神止咳、助眠的功效。②龙眼汤：取桂圆肉50克，文火煎汤，每日服用两次，可治疗心脾两虚引发的失眠、心悸。③莲心汤：莲心30个，每日临睡前加少许盐煎服，可缓解心火亢盛所致的多梦易醒、遗精等症状。④百合汤：鲜百合100克，加红枣30克，莲子25克，煮烂，每日服用100毫升，有助于阴虚火旺所致的心烦、失眠。⑤红烧乳鸽：对于气血两亏、体虚易汗的患者，坚持食用可以显著改善身体状态。⑥远志枣仁粥：使用远志10克，炒酸枣仁10克，煎汁去渣，再配合50克粳米煮粥，每日睡前食用，可以治疗惊悸、失眠。⑦芝麻核桃粥：桑叶60克煎汁去渣，黑芝麻50克和核桃仁50克研碎，与100克粳米煮粥，早晚服用，可以治疗肾虚引起的失眠、腰痛。

三、辨证施食治疗糖尿病

陈氏将糖尿病分为阴虚热盛证、气阴两虚证、阴阳两虚证、瘀血阻滞证进行辨证施膳。阴虚热盛证辨证施膳以养阴清热为主。指导患者在饮食上不宜多服辛辣煎炒之品及酒、鹿、羊、雀肉等热性之物，以清淡素食为主，主食以玉米、紫米、高粱、燕麦、荞麦、麦麸以及各种干豆类，如黄豆、青豆、赤豆、绿豆等，辅以牛蒡、青菜、鸡蛋、银耳及绿叶菜等食物。食疗方有猪胰玉米须汤、菠菜根内金汤。茶饮有鲜芦根煎水代茶饮、枸杞子煎汤代茶。可常饮茅根汤、金银花露、地骨皮露。气阴两虚证辨证施膳以益气养阴为主，饮食上不宜食用耗气伤阴之品，以清淡易消化、营养丰富之品为宜，忌食肥甘厚味、辛辣刺激之燥热壅滞的食物，宜选用饱腹食物及含纤维素高的食物，如主食以黄豆、玉米面粉、全麦、薏苡仁为主，辅以洋葱、胡萝卜、黄瓜、芹菜、山药、白果、南瓜、白菜、海带、甲鱼、牛羊骨髓等，也宜多食瘦肉、乌鱼、鸡蛋、小米、香菇、白萝卜、蕨菜、油菜、红豆、黑豆、黑芝麻、桑椹等。食疗方有白果参鸡汤、黄芪炖甲鱼汤、黑豆枸杞粥、参术苓枣瘦肉汤、长寿粥（粳米、黄芪、生姜片、山药、米）等。茶饮可用黄芪泡水代茶饮。阴阳两虚证辨证施膳以滋阴补阳为主，选用性味偏温、滋补的食物，以达滋阴补肾、温补肾阳的功效。指导患者饮食上少食寒凉之品，多服温热补气之物，宜多食虾、核桃肉、鸽子肉、羊肾、狗肾、青椒、洋葱等，亦可食用鲫鱼、泥鳅、牛肉、羊肉、荠菜、肉桂、枸杞子等食物，饮食宜低盐清淡为主，忌食各种腌制食品。食疗方有参杞灵脾饮、兔鸡炖枸杞汤、鲫鱼羹、黄鳝补肝汤、决明子丹参瘦肉汤、参附茯苓老鸡汤。茶饮可选用沙菀蒺藜泡水代茶饮。瘀血阻滞证辨证施膳以活血化瘀为主，选用凉血活血的食物，指导患者可多食用鱼类、虾类、鸭肉、豆类（赤豆）、荸荠、冬瓜、紫茄子、荠菜、莲子、大枣、薏苡仁、鲜藕、小麦胚芽及绿叶蔬菜等。食疗方有玉米须虾皮豆腐汤、山楂膏。茶饮可选用杞果菊花饮（枸杞子、葛根、菊花、山楂等）。

四、辨证施食治疗便秘

亦有医家运用辨证施食治疗便秘。将便秘分为热秘、冷秘、气秘、气虚秘、血虚秘、阴虚秘及阳虚秘进行治疗。①热秘，表现为大便干结、排便困难，伴口干口臭、面红心烦，宜通便泻热，可选生军茶，取生大黄4克，以沸水冲泡5分钟，加白糖适量调味，代茶频饮，每天1~2次。②冷秘，表现为大便艰涩、排出困难，伴腹部冷痛、不喜按压、手足不温，或有恶心呕吐等，宜温里通便，可选薤白粥，取薤白10~15克，与粳米100克同煮成粥，温食，每天1~2次。③气秘，表现为大便干结或不甚干结、欲便不得或便而不爽，伴腹胀肠鸣、胸胁胀闷等，宜行气通便，可用木香槟榔粥，取木香、槟榔各5克水煎留汁，入粳米100克煮粥，粥将熟时加冰糖适量，稍煎化开即可，温食，每天1~2次。④气虚秘，表现为大便并不干硬，虽有便意但排便困难，用力努挣则汗出短气，伴精神不振、身疲乏力，宜补气通便，可用牛髓膏，取人参、山药、桃仁、杏仁各60克，核桃肉90克研为细末，牛髓90克放入铁锅内，加热溶化，再加入蜂蜜240克熬炼，煮沸后滤去滓，加入药末，用竹片不断搅拌，至黄色为度，候冷，瓷器盛装备用，用时每次5~10克，空腹嚼食。⑤血虚秘，表现为大便干结、排便不畅，伴面色无华、头晕失眠，宜养血通便，可用奶蜜饮，取黑芝麻25克捣烂，用煮好的牛奶、蜂蜜各50ml调匀，清晨空腹饮用。⑥阴虚秘，表现为大便干结、状如羊屎，伴形体消瘦、口干口苦，宜养阴通便，可用桑椹地黄蜜膏，取桑椹500克、生地黄200克，水煎2次，合并煎液，再以小火煎熬浓缩至较黏稠时，加蜂蜜1倍，至沸停火，待冷装瓶备用，每次1汤匙，沸水冲化服，每天2次。⑦阳虚秘，表现为大便干或不干、排解困难，伴面色青白、畏寒肢冷，宜温润通便，可用锁蓉羊肉面，取锁阳、肉苁蓉各5克水煎留汁，待凉，取面粉200克，以药汁合面做面条，用羊肉汤煮面，加葱、盐等调味即成，作主食或点心食用。

五、营养药膳粥干预慢性腹泻

孟氏用营养药膳粥干预慢性腹泻，取得良好疗效。将慢性腹泻患者分为脾虚组、肾虚组。①脾虚组选择"1号健脾药方"，药物组成为黄芪12克，党参15克，茯苓12克，白术10克，山药10克，山楂20克，大枣10克，甘草4克，水煎煮取药汁约500毫升，冲以"米粥粉"（组成为熟豆面20克，熟小米面20克，羊肝粉30克，维生素C100毫克，复合维生素B片3克等），搅拌、溶解为稠粥，分早、晚2次温服，15天为1个疗程，连用6个疗程。食疗期间症状改善1周后中药方可酌情加减，继续以药粥巩固疗效。②肾虚组选择"2号健脾补肾药方"，在1号健脾方基础上加干姜6克，肉桂3克。

六、对血液透析患者进行中医饮食干预

刘氏予血液透析患者进行中医饮食疗法干预，可有效降低血磷水平，改善机体营养状况，提高患者生活质量。具体运用辨证施食的方法，依据患者体质的差异，进行针对性、个体化的膳食调理。①痰湿者饮食以清淡为主，避免摄入肥腻生痰食物，取橘皮粥食疗，以健脾化痰燥湿，每周食用3次。②阴虚者注意营造适宜的温、湿度环境，以改善患者基础状况。饮食中加滋阴清热食物，如莲子、雪梨、银耳等。③阳虚者应加强保温干预，保持室内空气清新，可在膳食中加入当归生姜片羊肉汤，以起到补肾壮阳之功效，还可用胡桃肉为辅佐食物，需禁食田螺、冬瓜等滑利、生冷食物。④湿热者饮食宜清淡，禁辛辣刺激性食物，取茯苓子汤食疗，以健脾、利湿、清热，每周服用3次。⑤气虚者多食核桃、龙眼肉、大枣等补气食物，取黄芪粥食疗，以健脾益气。⑥瘀血者应多食核桃、山楂、山药等行气活血食物，禁食坚硬、生冷、刺激食物，取桃仁粥食疗，以活血化瘀。

沈坚华教授药膳原则

抓住岭南地域特点，因材施膳

不同的自然地理条件产生不同的气候环境，不同的气候环境造就不同的饮食习惯，从而出现体质偏颇的情况。岭南地处亚热带，背山近海，植被丰富，形成了独具特色的地理条件与气候环境。此处常年高温多雨，层峦叠嶂，山多雾重，产生了温热、湿热、瘴疠等致病因素，常年的共同作用下，造成了岭南人阳热偏盛、湿热内蕴、气阴两虚等体质特征。由于岭南人群以虚实夹杂、本虚标实体质多见，沈坚华教授紧紧抓住岭南地域特点，根据岭南人群体质、四时节气的变化，因材施膳。

辨证施食，药膳要遵循治病原则，以膳促药

辨证施食，是中医食疗、药膳对疾病的一种特殊处理方法，以所辨的"证"为前提和依据，按不同"证"的需要分别配置不同的膳食，是中医辨证施治在食疗、药膳中的具体应用。沈坚华教授认为辨证施食要遵循治病原则，以膳促药。以排卵障碍性闭经为例，沈坚华教授通过辨证，认为就诊患者由于减肥过度，影响了脾胃运化，后天影响先天，脾肾亏虚，肝血不足，导致排卵障碍，从而影响月经及生育。沈坚华教授在药物治疗的基础上辅以玉米淮山炖鲍鱼汤，以鲍鱼为主，佐以猪瘦肉，并选加玉米、淮山等药食两用之材，进行调补。中医学来讲，鲍鱼味甘咸，性平，归肝经，能滋阴清热、益精明目，是治疗妇女月经不调的佳品，玉米、淮山健脾祛湿，临床上内服中药配合饮食疗法，可提高临床疗效。

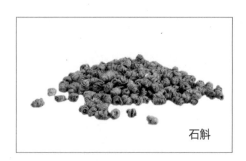

石斛

重视脾胃功能的保护和恢复，保证膳食的吸收及疗效

《素问·经脉别论》曰："食气入胃，散精于肝，淫气于筋。食气入胃，浊气归心，淫精于脉。饮入于胃，游溢精气，上输于脾，脾气散精，上归于肺，通调水道，下输膀胱，水精四布，五经并行。"说明水谷精微的吸收、运化需依靠脾胃的运化功能；同时，药物的吸收亦需要脾胃的运化功能。岭南地域长期湿热的气候环境容易影响人体的脾胃运化，从而造成脾虚湿盛、痰湿内蕴的体质。湿与热结，或湿重于热，或热重于湿，胶结难解，影响脾胃运化功能，阻碍人体气血运行，进而变生他证。沈坚华教授重视脾胃功能的保护和恢复，以保证膳食的吸收及疗效。如治疗排卵障碍性不孕症，以党参白术茯苓炖牛腱健脾祛湿；治疗子宫性不孕症，以陈皮薏苡仁赤小豆炖水鸭行气祛湿化痰，固护脾胃；治疗免疫性不孕症，以土茯苓生地三七草龟汤清热祛湿化瘀，通过祛除阻碍脾胃运转的湿气，保护脾胃运化功能。

食疗非药，重视味觉体验

沈氏强调药膳食疗不是单纯的中药汤剂，而是有辅助治疗作用的食物。出于药食同源理论，在菜肴中加入某些药材而制成的具有治疗和加强营养双重作用的饮食。既为饮食，就要重视味觉的体验，要能吃、好吃才能被大众所接受。现在有些医家提供的汤方

具有一定的疗效，但是味道难以下咽，与中药无异，让人难以保证每日服用。汤方是药物的补充，需要具备与药物不同的特性。沈氏的药膳汤方就以疗效和味觉双重体验为标准，在选用药材、掌握剂量以及烹饪方法上都下了功夫。在美味的同时，起到治疗调补的作用，使饮用过汤方的人都啧啧称赞。作为爱汤之人，每天来一碗，既饱了口福，又得到了疗效，可谓一举两得。

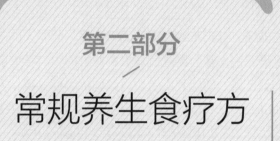

第二部分

常规养生食疗方

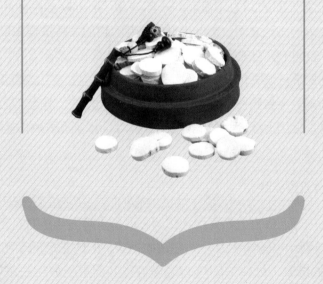

四时养生食疗

春季养生原则及食疗汤方

一、春季养生原则

（一）养肝防风祛湿困

肝应春气，故当养肝。春天万物复苏，阳气生发，此时人体阳气也开始向外生发，春季肝气最足、肝火最旺，人最容易生气发火，肝脏的火气要借助胆经的通道才能往外发，所以，很多人会莫名其妙地感到口苦、肩膀酸痛、偏头痛、乳房及两胁胀痛、臀部及大腿外侧疼痛。如果肝气升发太过或是肝气郁结，都易损伤肝脏，影响脾胃消化食物、吸收营养的功能以及肝脏本身情志的调畅、气机的疏理功能。

风为春之主气，春季多风，风为百病之长，人的毛孔已经打开，但阳气还没有充分到达体表，人体抵御外邪的能力还很弱，一不注意，风邪就会乘虚而入。风邪由浅入深，最开始会进入人的肌肤之间，影响毛孔的开合，这时发病主要表现为伤风感冒，症状以高热、怕风、自汗、肌肉关节疼痛为主。

春季又为雨水时节，湿为邪。湿邪致病，有"沉重、困倦"的特点，往往使人出现闷热、烦躁，或压抑、头晕脑涨、身重困倦、腹胀、大便烂、食欲不振等反应；湿邪阻于皮肤、肌肉之间，会出现痤疮、湿疹等皮肤病。因此，养肝防风祛湿是这一时期保健的主要内容。

（二）春季饮食五宜一避

春夏养阳是《内经》根据自然界和人体阴阳消长、阴阳互根的规律提出来的春季和夏季的养生基本原则。中医学认为，人与天地相应，人的生命活动和世间万物一样，是阴阳互相作用的结果，人体的阳气有温暖身体、促进机体生长发育、推动血液循环、抵抗有害因素侵袭等多方面的作用。就是说阳气是维持人体生命功能的能量与动力。凡是耗伤阳气及阻碍阳气的情况皆应避免，这个食养的原则要贯穿春季饮食的全过程。

什么是春季饮食的基本原则？

1. 饮食要养阳

明代医家李时珍在《本草纲目》里主张"以葱、蒜、韭、蒿、芥等辛辣之菜杂和而食"。其中葱、蒜、韭是现代常见的食物。如葱有大葱、小葱、冬葱之分，是制作菜肴的一种常用调味品，其营养丰富，含蛋白、脂肪、维生素等营养物质，其中维生素C的含量比苹果高10倍，比柑橘高2倍，还有较强的杀菌作用，可预防春季的呼吸道传染病。以葱入药的有以葱白为主要组成的"葱豉汤"。又如韭菜为百合科植物韭菜的叶，韭菜四季常青，终年供人食用，但以春天吃最好。前人有"韭菜春食则香、夏食则臭"的说法。春天气候冷暖不一，需要保养阳气，而韭菜性温，最宜温补人体阳气。

2. 宜食甜少食酸

唐代孙思邈说："春日宜省酸、增甘，以养脾气。"春季宜甘少酸。进食一些富含蛋白质、糖类的食物，如瘦肉、禽蛋、蔬果、大枣等。其中大枣味甘性温，有补脾和胃、益气生津、养血安神等功效，尤宜于春季食用。俗语有"一日吃三枣，终年不显老"的说法。国外把大枣称为"天然维生素丸"，其维生素P的含量居百果之冠，所含的磷和钙比一般果品多2~12倍。

3. 饮食宜多吃新鲜蔬菜

人们经过寒冷的冬季之后，比较容易出现各种维生素、无机盐及微量元素摄取不足的情况。如春季常见的口腔炎、口角炎、夜盲症和某些皮肤病等，都是新鲜蔬菜吃得少所造成的。春天正是新鲜蔬菜大量上市的季节，要多吃点新鲜蔬菜，如菠菜、芹菜等。芹菜味甘苦、性微寒，可清热利湿、益胃平肝，春季肝气亢，正宜食用。

4. 宜适当吃些能清除里热的食物

体内郁热形成是由于在漫长的冬季，人们为了避寒，穿起厚厚的棉衣、皮裘拥坐在旺旺的炉火旁打火锅，或喜欢吃温补祛寒的食物。这在冬季看来是必要的，但体内可能因此积蓄较多的郁热，因此到了春季，适宜吃一些清里热的食物，如香蕉、甘蔗、马蹄等。其中马蹄有"果中之蔬"之誉，其味甘性寒，功能清热生津、消积化痰。

5. 宜吃能补气生津的食物

春季多风，风邪袭人易使腠理疏松，迫使津液外泄，造成口干、舌燥、皮肤粗糙、干咳、咽痛等症。因而饮食上宜多吃些能补充人体津液的食物。常用的有柑橘、梨、蜂蜜等。其补充标准以不感口渴为度，不宜过用，其中柑橘具有生津和胃、润肺化痰、消胀除痞的功效。此外柑橘还含维生素D，具有抗病毒作用。春季是细菌病毒繁殖、活力增强的季节，食用柑橘有防病作用。

6. 避免吃黏硬、生冷、肥甘厚味的食物

春天肝气亢盛伤脾，影响了脾胃的吸收消化功能，黏硬、生冷、肥甘厚味的食物本来就不容易消化，再加上脾胃功能不佳，因而可致生痰生湿，更进一步加重脾胃负担，损害脾胃功能，所以要尽量避免食用这类食物。

春季的食疗养生原则，在具体运用时，还要根据人们的体质、年龄、职业、地区、疾病等区别对待，因人制宜、因地制宜、因病制宜。如糖尿病患者即使在春天也不应多吃甜食；阳盛体质之人，阳气本来就偏亢，再补充阳气，即刻就有火上加油之弊了。

二、春季常用食疗汤方

芎芷天麻炖猪脑

食材　川芎6克 | 白芷3克 | 天麻6克 | 猪脑100克 | 生姜片3克

功效　祛风止晕，活血止痛。

适宜人群　春季头风，或头痛、偏头痛、头晕、不寐、耳鸣、健忘者可选用。

禁忌证　因肝阳上亢、热邪炽盛所致头痛者。

营养方解　（1）川芎：味辛，性温，归肝、胆、心包经。活血行气，祛风止痛。常用于头痛、胸痹、胁痛、风湿痹痛、疮疡肿痛、跌打损伤、月经不调等。现代医学研究表明，川芎还有调节免疫功能，抑制血小板聚集，抗肿瘤，平喘，改善肾、肺、心血管功能，兴奋子宫等多种作用。

（2）白芷：味辛，性温，归肺、胃经。祛风散寒，通窍止痛，消肿排脓，燥湿止带。用于风寒表证、头痛、牙痛、痈疮肿痛、寒湿带下等。

（3）天麻：味甘，性平，归肝经。息风止痉，平抑肝阳，祛风通络。用于惊风抽搐、头痛眩晕、风湿痹痛、肢体麻木、半身不遂等。现代医学研究表明，天麻还有调节免疫功能、抗衰老、降压、抗炎、镇痛镇静、抗惊厥、改善记忆力、催眠的作用。

（4）猪脑：味甘，性寒，归心、脑、肝、肾经。补益脑髓，疏风，润泽生肌。常用于头痛、眩晕、失眠、手足皲裂、痈肿、冻疮等。

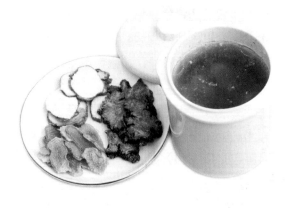

制作要点

　　将猪脑剔除猪脑膜及小血管，洗净，再与拣去杂质冲洗干净的川芎、白芷、天麻、姜片放入炖盅内，加入清水300毫升，隔水炖2小时即成。

灵芝炖乳鸽

食材　灵芝10克 | 乳鸽150克 | 生姜片3克

功效　安神补虚，化痰平喘。

适宜人群　春季易困倦乏力者，或记忆力下降、心悸气短、脱发者，或不寐、眩晕、虚劳咳喘等证属气血不足夹痰湿者可选用。

禁忌证　湿热、外感不宜。

营养方解　（1）灵芝：味甘，性平，归心、肾、肺经。安神补虚，祛痰止咳。用于心悸、失眠、健忘、多梦、虚劳咳喘等。

（2）乳鸽：味咸，性平，归肺、肝、肾经。滋肾益气，祛风解毒，调经止痛。现代研究认为其蛋白质含量高，消化率也高，还有丰富的泛酸，对脱发、白发和未老先衰等有很好的疗效。

> **制作要点**
>
> 　　将乳鸽切块，冲洗干净后飞水，再与灵芝一同放入炖盅内，加清水300毫升，隔水炖2小时即成。

辛夷花白芷炖鱼头

食材　辛夷花5克 | 白芷5克 | 鱼头100克 | 生姜片3克

功效　祛风散寒，宣通鼻窍。

适宜人群　反复喷嚏、鼻塞、流涕，易感冒等证属风寒者可选用。

禁忌证　风热感冒或平素湿热者不宜。

营养方解　（1）辛夷花：味辛，性温，归肺、胃经。发散风寒，宣通鼻窍。既为治鼻渊头痛之要药，又为治风寒头痛、鼻塞之佳品。

（2）白芷：味辛，性温，归肺、胃经。祛风散寒，通窍止痛，消肿排脓，燥湿止带。

（3）鱼头：一般用大鱼头，即鳙鱼，味甘，性温。暖胃，益脑，祛头眩，强筋骨。鱼头具有营养高、口味好、富含人体必需的卵磷脂和不饱和脂肪酸的特点。适用于体虚眩晕、感冒风寒、头痛头晕等。

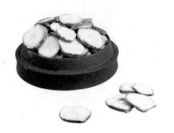

制作要点

辛夷花用纱袋包裹，与洗净的鱼头、白芷放进炖盅内，加清水300毫升，隔水炖2小时即成。

蕤仁肉炖田鸡

食材　蕤仁肉8克｜田鸡100克｜生姜片3克

功效　疏风清肝，明目安神。

适宜人群　外感风热或肝火上炎症见目赤肿痛、迎风流泪、视物昏蒙者。

禁忌证　脾胃虚寒者不宜。

营养方解　（1）蕤仁肉：味甘，性平，入肝、心经。疏风散热，养肝明目，补心安神。治目赤肿痛、羞明、流泪、角膜云翳、失眠。
（2）田鸡：味甘，性凉。解毒，化瘀，利尿，消肿。富含有丰富的维生素、蛋白质、钙、磷、锌、硒等元素。壮骨抗衰、明目、生乳。

制作要点

将材料洗净加入炖盅内，加清水300毫升，隔水炖2小时即成。

白果苡仁猪小肚

食材　白果6克｜薏苡仁10克｜猪小肚100克｜生姜片3克

功效　健脾祛湿，止泻止带。

适宜人群　脾虚水湿内停之水肿、腹胀、大便溏、小便不利、胃口欠佳、咳嗽、带下，水湿停聚之风湿痹痛、肌肉不舒、下肢沉重无力等症。

禁忌证　饮食不节所致吐泻者急性期、阴虚者不宜。

营养方解　（1）白果：味甘、苦、涩，性平，归肺经。敛肺定喘，收涩止带，固精缩尿。用于痰多喘咳、带下、白浊、遗尿尿频等，还有抗衰老、抗菌、改善心血管功能、抗过敏等作用。

（2）薏苡仁：味甘、淡，性微寒，归脾、胃、肺经。利水渗湿，健脾止泻，清热排脓，除痹。常用于治疗小便不利、水肿、脚气、脾虚泄泻、风湿痹痛、筋脉挛急、肺痈、肠痈。现代医学研究表明，薏苡仁还有调节免疫功能、降血糖、抗炎、镇痛、抗肿瘤、抗胃溃疡、诱发排卵的作用。

（3）猪小肚：即猪膀胱，健脾胃，缩小便，消积滞。

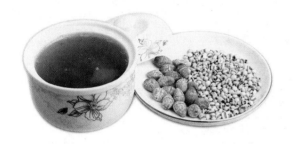

> **制作要点**
>
> 白果去壳，薏苡仁洗净，将猪小肚用生粉、盐等反复搓揉，再用清水冲洗干净，飞水，与洗干净的药材放入炖盅内，加清水300毫升隔水炖2小时即成。

茯苓扁豆炖猪肚

食材　茯苓10克｜扁豆10克｜猪肚150克｜生姜片3克

功效　健脾祛湿。

适宜人群　因脾虚湿重所致头晕乏力、肢体倦怠、胸闷心慌、恶心欲呕者，以大便泄泻者尤佳。

禁忌证　阴虚者不宜。

营养方解　（1）茯苓：味甘、淡，性平，归心、脾、肾经。利水渗湿，健脾和胃，宁心安神。常用于小便不利、水肿胀满、痰饮眩悸、脾虚食少、便溏泄泻、心神不安、惊悸失眠、咳逆、呕逆、恶阻、泄泻、遗精、淋浊、健忘等症。

（2）扁豆：是豆科植物扁豆的成熟种子，味甘，性微温，归脾、胃经。补脾而不腻，性温而不燥，有健脾和中、消暑化湿的功效。常用于暑湿吐泻、脾虚呕逆、食少久泄、水停消渴、赤白带下、小儿疳积等。

（3）猪肚：是猪的胃部，味甘，性温，归脾、胃经。能补虚损，健脾胃。用于虚劳羸弱、泄泻、下痢、消渴、小便频数、小儿疳积等症。

> **制作要点**
>
> 将新鲜猪肚用生粉和盐反复搓擦以去除异味，洗净切成约1指宽的小片飞水，再与洗净的药材一起放进炖盅内，加清水300毫升，隔水炖2小时调味后服用。

玉米须车前草炖猪横脷

食材　玉米须15克｜车前草15克｜猪横脷100克｜生姜片3克

功效　清热利湿。

适宜人群　春季水肿，或口渴引饮，咽干舌燥，尿频、尿急、尿痛等证属者可选用。

禁忌证　脾肾阳虚或虚寒者不宜。

营养方解　（1）玉米须：味甘，性平，归膀胱、肝、胆经。利水消肿，利湿退黄。善治水肿、小便不利、湿热淋痛等证。

（2）车前草：味甘，性寒，归肾、肝、肺经。清热利尿，明目降压，祛痰止咳。

（3）猪横脷：即猪胰，味甘、咸，性平。功能补脾润燥。《本草图经》说它能"润五脏"，不少医籍都有以猪胰治疗消渴症的记载。

> **制作要点**
>
> 　先将猪横脷洗净，去脂膜，切块；玉米须、车前草拣去杂质冲洗干净，再与洗净的姜片放入炖盅内加清水300毫升，隔水炖2小时即成。

玉米淮山炖鲍鱼

食材　玉米（连须）15克｜淮山10克｜鲍鱼（连壳）1只｜猪瘦肉50克｜生姜片3克

功效　健脾利湿，滋阴生津。

适宜人群　脾肾虚弱，食欲不振，各种原因引起的水肿、少尿或湿热所致尿频、血尿、带下病等。

禁忌证　脾肾阳虚或虚寒者不宜。

营养方解　（1）玉米：味甘，性平，归胃、大肠经。调中开胃，利水消肿。

（2）淮山：味甘，性平，归脾、肺、肾经。益气养阴，补脾肺肾，固精止带。

（3）鲍鱼：味甘咸，性平，归肝经。滋阴清热，益精明目，调经。主治阴虚内热、骨蒸劳热、肺虚咳嗽、淋病、妇女月经不调、崩漏带下、血枯经闭、乳汁不足等。

（4）鲍鱼壳（石决明）：味咸，性寒，归肝经。平肝潜阳，清肝明目。用于治疗头晕目眩、目赤翳障、视物昏糊等，现代医学发现它还有保护肝脏、增强机体耐缺氧能力的作用。

（5）猪肉：味甘、咸，性平，归脾、胃、肾经。补肾滋阴，润燥，益气养血，消肿。《随息居饮食谱》指出，猪肉"补肾液，充胃汁，滋肝阴，润肌肤，利二便，止消渴"。主治消渴、羸瘦（瘦弱）、咳嗽、热病伤津、便秘等。

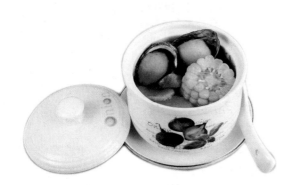

制作要点

　　鲜鲍鱼一只，冲洗干净，用小刷子把壳刷干净，剔除内脏，瘦肉洗净飞水，再与洗干净的食材放入炖盅内，加清水300毫升，隔水炖2小时即成。

赤小豆海带炖鹌鹑

食材　　赤小豆15克 | 海带（干）2克 | 鹌鹑 1只 | 生姜片3克

功效　　清热解毒，化痰软坚，消肿解毒。

适宜人群　湿热内盛症见痰多咳嗽、水肿、小便不利、眼睑浮肿、疮疡肿毒、肥胖者。

禁忌证　　脾肾阳虚或虚寒者不宜。

营养方解　（1）赤小豆：味甘、酸，性微寒，归心、小肠、脾经。利水消肿退黄，清热解毒，消痈排脓。用治水肿、脚气、黄疸、泻痢、便血、痈肿。

（2）海带：味咸、性寒，归肝、胃、肾经。消痰软坚，利水退肿。常用于瘿瘤、瘰疬、水肿、脚气、睾丸肿痛。

（3）鹌鹑：味甘，性平，归大肠、心、肝、脾、肺、肾经。补五脏，益中气，清利湿热，强筋骨，止泻痢。可用治营养不良、体虚乏力、贫血、肾炎浮肿、泻痢、结核病、胃病、神经衰弱、支气管炎、皮肤过敏、心血管病等。

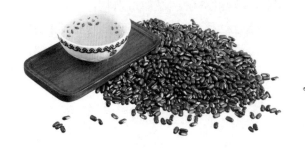

将赤小豆、海带泡发拣去杂质，洗净，鹌鹑去毛及内脏，洗净，加生姜片放入炖盅内加清水300毫升，隔水炖2小时后调味服用。

土茯苓泥鳅猪蹄筋

食材　　土茯苓15克｜泥鳅100克｜猪蹄筋10克｜生姜片3克

功效　　健脾利水，舒筋活络，强壮筋骨。

适合人群　湿阻经络、筋骨不利、肢酸背痛等。

禁忌证　虚寒患者不宜。

营养方解　（1）土茯苓：味甘、淡，性平，归胃、肝经。利湿，解毒。
　　　　　　（2）泥鳅：味甘，性平，归脾、肝、肾经。补益脾肾，利水解毒。
　　　　　　（3）猪蹄筋：味甘、咸，性平，归胃经。具有补气血、润肌肤、通乳汁、强筋骨的功效。

制作要点

猪蹄筋放钵中，加水适量，上笼蒸约4小时后，待蹄筋酥软时取出，再用冷水浸漂2小时，剥去外层筋膜，洗净切成长条；将泥鳅洗净，放入沸水中氽烫去异味，捞起沥干水待用；再与洗净的土茯苓、姜片放入炖盅，加清水300毫升，隔水炖2小时后调味服用。

夏季养生原则及食疗汤方

一、夏季养生原则

（一）初夏祛湿以养阳

初夏时节，春天刚过，阳光越来越旺，万物显蓬勃生长趋势，天气渐热，但气温不是很高，特征以湿为主。湿是指外界环境的湿度大。同气温一样，湿度也是影响人体舒适感的重要因素。而且5月还是南方梅雨季节，天气潮湿，温度渐高，湿度很高，人会感到周身皮肤黏腻难受。

中医学认为湿为阴邪，性质黏腻、秽浊，容易阻遏气机，从而影响体内气的运行。同时认为湿邪致病还有"沉重、困倦"的特点，这是因为空气中湿度增大，会阻碍人体的热代谢，在高温高湿环境下，大气含有大量水气，皮肤汗液难以蒸发，妨碍了人体内的散热过程，阻遏了正常气化功能。初夏气温不算很高，主要是湿邪为患，故此如何预防湿邪致病是保健的内容之一。

如何预防湿邪致病呢？在加强身体功能方面，不仅要有充分的营养物质，还应配合充分的休息和适当的体育锻炼；在加强清除能力方面，我们可有意识去进食一些既能祛湿又能加强脾胃功能的食物。

例如

- **高粱：** 有健脾益肾、渗湿止痢的功效，适用于脾虚湿重的患者，如小儿消化不良、湿热吐泻、下痢等病症。

- **玉米：** 具有调中开胃、降浊利尿等功效，适用于尿路结石或慢性肾炎水肿、高血压、食欲不振等病症。

- **薏苡仁：** 有利水渗湿、健脾止泻等功效，适用于小便短赤、水肿脚气、风湿痹痛、脾虚泄泻等病症。

- **扁豆：** 具有健脾和中、消暑化湿等功效，适用于暑湿吐泻、脾虚呕吐、食少便溏、泄泻水肿、赤白带下等病症。

- **水芹：** 有清热利水的功效，适用于小便淋痛、小便出血、带下等病证。

- **洋葱：** 具有和胃下气、化湿祛痰、解毒杀虫等功效，适用于胸闷脘痞、咳嗽痰多、小便不利等病症。

- **冬瓜：** 有清热利水、消肿解毒、生津除烦等功效，适用于暑热烦渴、水肿、小便不利、消渴引饮以及水气浮肿喘满等病症。

- **马齿苋：** 具有清热祛湿、散血消肿等功效，适用于腹痛腹泻、湿热下痢、尿血、小便热淋、黄疸、牙龈肿痛等病症。

- **鲫鱼：** 有健脾利湿的功效，适用于脾虚食少、虚弱乏力、消渴引饮、浮肿、小便不利等病症。

- **鲍鱼：** 具有养血柔肝、滋阴清热、益精明目、利湿行痹的功效，适用于阴虚内热、血枯经闭、乳汁不足、阴虚阳亢、夜盲内障，以及湿热内蕴所致的五淋、黄疸等病症。

- **田螺：** 有清热利湿、通便解毒的功效，适用于目赤肿痛、湿热黄疸、热结膀胱、小便不通、鼓胀水肿等病症。

以上介绍的食物，除了有祛湿的功效外，还各有特性。我们可根据身体的需要有针对性地选择运用。

南方初夏潮湿闷热，如果冰冻食物、甜食吃多了，脾脏运作有所阻滞，体内的多余水分无法全部排清，就会形成所谓的"湿重"，其特征是倦怠、手胀脚肿、食欲下降，严重者甚至不想喝水，口有古怪甜味，可针对具体情况选择后面介绍的汤方。

（二）盛夏避暑兼养阴

夏至以后，气温渐高，热能消耗很大，不及时补充营养，就会出现头昏脑涨、四肢无力、浮肿气虚等症状，使体质迅速下降，形成人们常说的"苦夏"。夏季如何进补？应以清淡、平补为主。

夏季天气炎热、潮湿，再加上人体新陈代谢旺盛、体力消耗大，很多人都会出现"苦夏"的症状，觉得全身乏力、食欲不振、精神萎靡等，多吃点有滋补作用的食物，能起到益气养阴、增强体质的作用，有利于消除"苦夏"。

夏季的肉食以鸭肉、瘦猪肉、鸽肉等平性或凉性的肉制品为主。其中鸭肉不仅富含蛋白质，而且其属水禽，还具滋阴养胃、健脾补虚、利湿的作用，根据中医学"热者寒之"的原则，特别适合苦夏、上火、体内生热者食用。在广州阴虚体质多，表现为"五心"发热，即手心、脚心、胸口热，口干、咽喉痛、梦多、失眠等，夏季在食用鸭肉时最好炖食，也可加入花旗参、冬瓜、响螺等煲汤食用。

二、夏季常用食疗汤方

冬瓜荷叶响螺炖水鸭

食材　　冬瓜30克 | 荷叶3克 | 响螺片（干）5克 | 水鸭100克 | 生姜片3克

功效　　清热化湿，解暑生津，利水消肿。

适宜人群　暑热烦渴、水肿、小便不利、消渴引饮、五心烦热、大便泄泻、皮肤干燥等症。

禁忌证　　脾胃虚寒或脾肾阳虚者不宜。

营养方解　（1）冬瓜：味甘、淡，性微寒，归肺、大肠、小肠、膀胱经。利尿，清热，化痰，生津，解毒。主治妊娠水肿、痔疮肿痛等。

（2）荷叶：味苦、涩，性平，归心、肝、脾经。解暑清热，升发清阳，散瘀止血。常用治妊娠水肿、痔疮肿痛。

（3）响螺：味甘，性寒，归胃、肾经。清热养阴，开胃消滞，明目退翳。

（4）水鸭：味甘，性凉，归脾、胃、肾经。补中益气，消食和胃，滋阴解毒。主治形体消瘦、阴虚内热、阴血不足、大腹水肿等。

> **制作要点**
>
> 将水鸭处理好洗净，切块飞水，冬瓜洗净切块，响螺片如用干品，要充分浸泡，最好泡12小时，把所有食材放入炖盅内，加清水300毫升，隔水炖2小时即成。

花旗参绿豆百合炖白鸽

食材　　花旗参3克 | 绿豆10克 | 百合10克 | 白鸽150克 | 姜片3克

功效　　益气养阴，清热除烦。

适宜人群　体虚气弱、虚火炽盛、烦躁失眠、消渴、痈疮、疔肿、牙痛、鼻衄、咽痛。

禁忌证　　脾胃虚寒或脾肾阳虚者不宜。

营养方解　（1）花旗参：味苦，微甘，性寒，归心、肺、肾经。益气养阴，清火生津。常用于烦渴少气、口干舌燥、喘咳痰血、虚热烦倦、消渴。

（2）绿豆：味甘，性寒，归心、肝、胃经。清热消暑，利水，解毒。用于利水消肿、消暑除烦、清热解毒。

（3）百合：味甘，性微寒，归肺、心经。养阴润肺止咳，清心安神。用于治疗燥热咳嗽、劳嗽咯血、虚烦惊悸、失眠多梦等。药理学研究表明，百合还有镇静、增强机体耐缺氧及应激能力、祛痰止咳的作用。

（4）白鸽：味咸，性平，归肺、肝、肾经。滋肾益气，祛风解毒，调经止痛。常用于虚羸、妇女血虚经闭、消渴、久疟、麻疹、肠风下血、恶疮、疥癣。

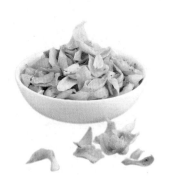

制作要点

将白鸽去毛、去内脏，洗净切块飞水，花旗参洗净蒸软切片，与洗净的绿豆、百合、姜片放入炖盅内，加清水300毫升，隔水炖2小时即成。

花旗参茯苓白术炖水鸭

食材　花旗参3克｜茯苓10克｜白术3克｜水鸭100克｜生姜片3克

功效　益气健脾，清热养阴。

适宜人群　疲倦失眠、口干烦渴、胃纳不佳。

禁忌证　脾胃虚寒或脾肾阳虚者不宜。

营养方解　（1）花旗参：味苦，微甘，性寒，归心、肺、肾经。益气养阴，清火生津。

（2）茯苓：味甘、淡，性平，归心、脾、肾经。利水渗湿，健脾安神。

（3）白术：味苦、甘，性温，归脾、胃经。补气健脾，燥湿利水，固表止汗，安胎。

（4）水鸭：味甘，性凉，归脾、胃、肾经。补中益气，消食和胃，滋阴解毒。

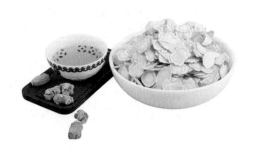

制作要点

将水鸭洗净切块飞水，花旗参洗净蒸软切片，与洗净的茯苓、白术、姜片放入炖盅内，加清水300毫升，隔水炖2小时即成。

苦瓜干蚝豉炖瘦肉汤

食材 苦瓜干10克 | 蚝豉10克 | 猪瘦肉120克 | 生姜片3克

功效 清热解暑,养阴明目。

适宜人群 肝火旺盛症见口干口渴、咽喉干燥、感冒发热不退或肥胖者。

禁忌证 苦瓜性寒凉,故属寒性体质及脾胃虚弱者不宜服用。

营养方解 (1)苦瓜:味苦,性寒,归心、脾、肺经。祛暑清热,明目,解毒。《随息居饮食谱》说,"苦瓜苦寒涤热……,泻心经实火,清暑,益气,止渴";有资料报道苦瓜还有降血糖和减肥的作用。

(2)蚝豉:是生蚝肉干制而成,味甘、咸,性平,归心、肝经。养血安神,止汗涩精,化痰软坚。

(3)猪肉:味甘、咸,性平,归脾、胃、肾经。补肾滋阴,润燥,益气养血,消肿。既可防凉瓜之寒削,又可令汤味更鲜美。

> **制作要点**
>
> 将猪瘦肉冲洗干净,切片,再与拣去杂质洗净的苦瓜、蚝豉、姜片放入炖盅内,加清水300毫升,隔水炖2小时即成。

倒扣草石斛炖瘦肉

食材 倒扣草10克 | 石斛5克 | 瘦肉100克 | 生姜片3克

功效 清热养阴,生津除烦,通络利水。

适宜人群 外感风热症见发热、咽喉肿痛、五心烦热、口咽干燥或痢疾、疟疾、水肿、脚气等。

禁忌证 脾胃虚寒或脾肾阳虚者不宜。

营养方解 (1)倒扣草:味微苦,性凉,归肝、肺、膀胱经。清热解毒,活血通络,利水消肿。可用治风热感冒、流行性腮腺炎、喉痛、疟疾、痢疾、风湿性关节炎、腰腿痛、肾炎水肿、脚气、尿路结石、疮疡肿痛等。

(2)石斛:味甘,性微寒,归胃、肾经。养阴清热,益胃生津,补肾养肝明目,强筋骨,除虚热。用于津伤口渴、食少便秘、虚热不退、目暗昏花等。

（3）猪肉：味甘、咸，性平，归脾、胃、肾经。补肾滋阴，润燥，益气养血，消肿。主治消渴、赢瘦（瘦弱）、咳嗽、热病伤津、便秘等。

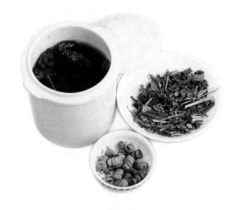

制作要点

将瘦肉冲洗干净，再与拣去杂质洗净的倒扣草、石斛、生姜片放进炖盅内，加清水300毫升，隔水炖2小时即成。

鸡骨草炖猪横脷

食材　鸡骨草10克｜猪横脷100克｜蜜枣2个｜生姜片3克

功效　清肝热，健脾胃。

适宜人群　肝火盛、胃纳欠佳、口干咽苦、湿热腹痛、烦躁易怒者。

禁忌证　脾胃虚寒、阳虚体质类型者。

营养方解　（1）鸡骨草：味甘、微苦，性凉，归肝、胃经。清热利湿，散瘀止痛。可用于治黄疸型肝炎、胃痛、风湿骨痛、跌打瘀血内伤等。
　　　　　　（2）猪横脷：即猪胰，味甘、咸，性平。功能补脾润燥。

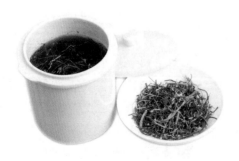

制作要点

将猪横脷洗净切块，鸡骨草拣去杂质洗净，与生姜片、蜜枣一起放入炖盅内，加清水300毫升，隔水炖2小时即可。

鱼腥草黄豆炖猪肺

食材 鱼腥草12克｜黄豆12克｜猪肺150克｜蜜枣1个｜生姜片3克

功效 清热解毒，化痰止咳。

适宜人群 风热感冒或肺热症见咳嗽、咯黄痰者，或热毒内蕴所致的黄疸、鼻衄、血淋、膏淋、带下、妇人腹痛等。

禁忌证 脾胃虚寒或脾肾阳虚者不宜。

营养方解 （1）鱼腥草：味辛，性微寒，归肺经。清热解毒，消痈排脓，利尿通淋。用于肺痈胸痛、肺热咳嗽、热毒疮疡、湿热淋证。现代药理研究发现，鱼腥草还有调节免疫功能、抗病原微生物、镇静、镇咳、抗惊厥、利尿、抗过敏的作用。

（2）黄豆：味甘，性平，归脾、胃、大肠经。宽中导滞，健脾利水，解毒消肿。主治脾虚羸瘦（瘦弱）、妊娠中毒、疳积泻痢、外伤出血。

（3）猪肺：味甘，性平，归肺经。补肺止咳，止血。主治肺虚咳嗽。配而用之可使本方清而不散。

> **制作要点**
>
> 将猪肺用清水冲洗至洁白，切成块状，黄豆泡发，再与拣去杂质洗净的其他食材放入炖盅内，加清水300毫升，隔水炖2小时即成。

扁豆苡仁炖鸡脚

食材 扁豆10克｜薏苡仁10克｜茯苓6克｜鸡脚100克｜生姜片3克

功效 祛湿健脾，舒筋活络。

适宜人群 适用于因脾虚湿重所致之腹痛泄泻、白带增多、筋脉拘挛、屈伸不利、水肿、脚气、肠痈、淋浊等。

慎食人群 阴虚体质类型、脾胃虚寒者等。

营养方解 （1）扁豆：味甘，性微温，归脾、胃经。健脾化湿，和中消暑，解毒，补脾而不腻，化湿而不燥。

（2）薏苡仁：味甘淡，性微寒，归脾、胃、肺经。利水渗湿，健脾止泻，清热排脓，除痹。清热利湿宜生用，健脾止泻宜炒用。

（3）茯苓：味甘、淡，性平，归心、脾、肾经。利水渗湿，健脾安神。

（4）鸡脚（鸡肉）：味甘，性温，归脾、胃经。温中暖胃益气，补精填髓，强筋骨，而强筋骨之效以鸡脚为最。

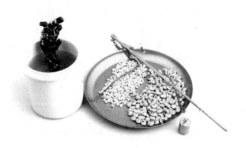

制作要点

　　鸡脚去衣洗净，在入汤前先飞水。再与洗净的药材一起放进炖盅内，加清水300毫升，隔水炖2小时，待煮好后加入食盐调味即可。鸡脚最好选购瘦细的本地鸡脚，不要盲目追求"肉感"，因为汤所取的是鸡脚骨的营养和滋味。

五指毛桃石斛炖瘦肉

食材　　五指毛桃30克 | 石斛10克 | 瘦肉150克 | 生姜3克

功效　　益气固表，健脾利湿，舒筋活络，除痰止咳。

适宜人群　　暑热伤津耗气见疲倦头痛、心烦口干等。

慎食人群　　实火实热、阳盛体质类型者。

营养方解　　（1）五指毛桃：又名五爪龙、南芪，味甘、辛，性平。益气健脾，祛痰止咳，舒筋活络，通乳。主治病后体弱、自汗、肺结核咳嗽、慢性支气管炎及脾虚浮肿、风湿性关节炎、带下、产后无乳等。

（2）石斛：味甘，性微寒，归胃、肾经。养阴清热，益胃生津，补肾养肝明目，强筋骨。

（3）猪肉：味甘、咸，性平，归脾、胃、肾经。补肾滋阴，润燥，益气养血，消肿。

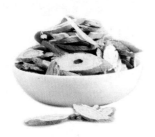

制作要点

　　五指毛桃挑去杂质后洗干净，加入石斛、瘦肉、姜片，加水300毫升，隔水炖2小时。

甘麦大枣炖鲍鱼

食材　甘草6克｜浮小麦30克｜大枣2个｜鲜鲍鱼（连壳）1只｜生姜片3克

功效　滋阴潜阳，养心除烦。

适宜人群　绝经前后症见心烦失眠、情绪不稳、自汗夜汗。

禁忌证　脾胃虚寒或脾肾阳虚者。

营养方解　（1）浮小麦：味甘，性凉，归心经。养心阴，益心气，安心神，除烦热。
（2）炙甘草：味甘，性平，归心、肺、脾、胃经。补益心气，和中缓急（肝）。
（3）大枣：味甘，性温，质润。益气和中，润燥缓急。
（4）鲍鱼：味甘、咸，性平，归肝经。滋阴清热，益精明目。主治劳热骨蒸、咳嗽、青盲内障、月经不调、带下、肾虚小便频数、大便燥结等。
（5）鲍鱼壳：即石决明，味咸，性寒，归肝经。功效与鲍鱼肉相似，有平肝潜阳、清肝明目的作用。用于治疗头晕目眩、目赤翳障、视物昏糊等。现代医学发现它还有保护肝脏、增强机体耐缺氧能力的作用。

> **制作要点**
>
> 洗净所有物料，将浮小麦先用水泡软，碾碎。把所有物料放入炖盅中，加清水300毫升，隔水炖2小时，调味即可。

秋季养生原则及食疗汤方

一、秋季养生原则

（一）秋季饮食应该以"润燥"为主

俗语云"一夏无病三分虚"，立秋过后气温逐渐由升温转成降温，气候虽然早晚凉爽，但人体处于阳消阴长的过渡时期，容易倦怠乏力，故保护人体内阴气成为首要任务，而保护阴气的关键就在于防燥。

几场大雨过后，气温也随之明显降低，早上阵阵凉风显得有些凉意。中医学认为，燥为秋季的主气，称为"秋燥"，其气清肃，其性干燥，燥邪伤人，容易犯肺，容易耗人津液，所谓燥胜则干，所以人常常出现口干、唇干、鼻干、咽干、大便干结、皮肤干燥的现象，因此秋季的饮食养生应以防燥养阴、滋阴润肺为准绳。古代最著名的营养专著

《饮膳正要》中说"秋气燥，宜食麻以润其燥"。事实证明，多吃芝麻、核桃、糯米、蜂蜜、乳品、甘蔗等，可以起到滋阴润肺养血的作用。

"秋冬养阴"是中医的养生原则，因此在秋天的干燥季节注意保护体内的阴气就显得极其重要了。

《素问·阴阳应象大论》说："燥胜则干。"中医学认为肺主气，司呼吸，肺主皮毛，肺与大肠相表里。人的皮肤、口、鼻、肺系与外界接触最为密切。因而秋令的燥热带来的生理变化中以皮肤、毛发、清窍、肺系的干燥症状最为突出。所以，燥邪伤人，则肺系、大肠与皮毛首当其冲，必现一派"燥象"。常见的有口干、唇干、鼻干、咽干、舌中少津、大便干结、皮肤干燥、瘙痒甚至皲裂、痤疮等。

肺为娇脏，性喜润而恶燥，燥邪犯肺，最易伤其津液。肺失津润，功能必然受到影响，因而宣降失司。轻则干咳少痰，痰黏难咯；重则肺络受伤出血，可见痰中带血。肺中津亏后，因无液以下润大肠，故大便干结难排。在食物调理方面，宜多食滋阴润燥的食物，以防秋燥伤阴。常用的食物有苹果、雪梨、葡萄、柠檬、芝麻、银耳、甘蔗、蜂蜜、龟肉、燕窝、鳖肉、瘦肉、兔肉、水鸭等；常用的药物有麦冬、天冬、百合、玉竹、石斛、沙参、黄精等。

生津茅根炖雪梨

食材　茅根15克 | 生地5克 | 雪梨50克 | 猪瘦肉100克

功效　清热养阴，生津润燥。

适宜人群　热病烦躁，口干口渴，口苦，胃热呕吐或干呕，肺热咳嗽痰难咯或干咳无痰，血热所致的尿频、尿急、尿痛、血淋、热淋、鼻衄、咯血、呕血者。

营养方解　（1）茅根：味甘，性寒，归肺、胃、膀胱经。生津止呕，清热利尿，凉血止血，性寒而不碍胃，利尿而不伤阴。

（2）生地：味甘、苦，性寒，归心、肝、肾经。清热凉血，养阴生津。

（3）雪梨：味甘、微酸，性凉，归肺、胃、心经。润肺利咽，生津养胃，清热泻火，滋润五脏。主治津亏口渴、大便干结、热性体质、小便黄赤、脏腑枯燥等。

（4）猪肉：味甘、咸，性平，归脾、胃、肾经。补肾滋阴，润燥，益气养血，消肿。

制作要点

先将猪瘦肉冲洗干净，切块，再与拣去杂质洗净的茅根、生地、雪梨放入炖盅内，加清水300毫升，隔水炖2小时即成。

橄榄银耳炖响螺

食材　橄榄3个｜银耳10克｜响螺60克

功效　生津止咳，利咽润肤，解酒毒。

适宜人群　阴虚津亏、口干咽燥、烦渴喜饮、舌有裂纹以及饮酒过多等。

营养方解　（1）橄榄：味甘、酸，性平，归肺、胃经。清肺利咽，开胃生津，解毒。主治咳嗽痰血、咽喉肿痛、食欲不振、暑热烦渴、醉酒、鱼蟹中毒、鱼骨鲠咽、湿疹疳疮。

（2）银耳：又称白木耳，味甘、淡，性平，归肺、胃、肾经。滋补生津，润肺养胃。主治虚劳咳嗽、痰中带血、津少口渴、病后体虚、气短乏力。

（3）响螺：味甘，性寒，归胃、肾经。开胃消滞，清热养阴，明目退翳。

> **制作要点**
>
> 　将瘦肉洗净切块飞水，再与洗净的银耳和切块的响螺片、橄榄放入炖盅内，加水300毫升，隔水炖2小时即成。

（二）燥胜则干症状多

1. 口咽干燥

燥邪性干燥，侵犯人体，最易损伤人体的津液，而人的口、鼻、肺系与外界接触最为密切，秋燥之邪伤人，常自口鼻而入，耗伤津液，肺失清肃，鼻为肺窍，咽为肺系，故易见口渴咽干鼻燥。

橄榄雪梨炖瘦肉

食材　橄榄15克｜雪梨50克｜猪瘦肉100克｜蜜枣1个

功效　清利咽喉，润肺止咳。

适宜人群　咽喉肿痛、声音嘶哑、烦热口渴、痰多咳嗽或干咳无痰等肺胃热盛者。

禁忌证　脾胃虚寒、阳虚、痰湿咳嗽者不宜。

营养方解　（1）橄榄：味甘、酸，性平，归肺、胃经。清肺利咽，开胃生津。

（2）雪梨：味甘、微酸，性凉，归肺、胃、心经。润肺利咽，生津养胃，清热泻火，滋润五脏。

（3）猪肉：味甘、咸，性平，归脾、胃、肾经。补肾滋阴，润燥，益气养血，消肿。

（4）蜜枣：味甘，性平，归脾、胃经。补益脾胃，滋养阴血，养心安神，缓和药性，加之能使汤更清甜。

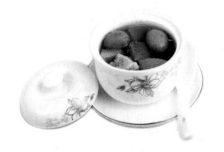

制作要点

将瘦肉洗净，飞水切块，雪梨洗净切片，再与洗净的橄榄、蜜枣放入炖盅内，加清水300毫升，隔水炖2小时即成。

2. 干咳无痰

秋季气候干燥，空气中水分缺乏，自然界呈现一派肃杀景象。燥，是秋天的主气，常自口鼻而入，最易伤肺，使肺阴受损，宣降失司，甚则损伤肺络，而出现干咳少痰，或痰黏难咯，或喘息胸痛，痰中带血。

桑杏炖猪肺

食材　桑叶（干品）6克｜南杏3克｜北杏3克｜猪肺100克｜生姜片3克

功效　清燥润肺，化痰止咳。

适宜人群　风热表证或秋燥（温燥）症见鼻塞、流涕、咽干、咳嗽痰多，肝火上炎症见目赤肿痛，肺虚咳嗽兼见表证者。

禁忌证　脾胃虚寒或脾肾阳虚者、非风热或秋燥所致咳嗽者不宜。

营养方解　（1）桑叶：味甘、苦，性寒，归肺、肝经。发散风热，润肺止咳，平肝明目。主治风热表证、温病初起、燥热咳嗽、目赤肿痛、目暗昏花等。

（2）北杏：又称苦杏仁，味苦，性微温，归肺、大肠经。止咳平喘，润肠通便。常用于治疗咳嗽气喘、肠燥便秘等。

（3）南杏：又称甜杏仁，味微甜而不苦，性平，归肺、大肠经。可润肺平喘，润肺止咳，润肠通便。治虚劳咳喘、肠燥便秘，偏于滋润，治肺虚肺燥的咳嗽。

（4）猪肺：味甘，性平，归肺经。补肺止咳，止血。主治肺虚咳嗽。

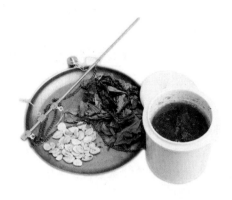

将猪肺冲洗干净切块，再与洗净的桑叶、杏仁等食材放进炖盅内，加清水300毫升，隔水炖2小时即成。

3. 心烦失眠

燥邪性干燥，侵犯人体，最易损伤人体的津液，阴津不足，虚热内生，热扰心神，心阴不足，心神失养，故见心悸、心烦、失眠、五心烦热等症。

花旗参浮小麦百合炖乌鸡

食材 花旗参3克 | 浮小麦10克 | 百合10克 | 乌鸡150克 | 生姜片3克

功效 清热润燥，养阴安神。

适宜人群 虚火炽盛、烦躁失眠、口干舌燥、消渴、咽干者；或兼见血虚表现者，如面色萎黄等。

禁忌证 脾胃虚寒者不宜服用。

营养方解 （1）花旗参：味苦，微甘，性寒，归心、肺、肾经。益气养阴，清火生津。
（2）浮小麦：味甘，性凉，归心经。固涩止汗，益气除热，养心安神。
（3）百合：味甘，性寒，归心、肺经。养阴润肺，清心安神。
（4）乌鸡：味甘，性温，归肝、肾、肺经。补肝益肾，补气养血，养阴退虚热。

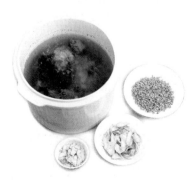

将乌鸡去毛、去内脏，洗净飞水切块，花旗参洗净蒸软切片，与洗净的浮小麦、百合、姜片放入炖盅内，加清水300毫升，隔水炖2小时即成。

4. 目赤肿痛

肺与肝两脏关系密切，二者相互协调，保持全身气机的调畅；秋燥犯肺，肺失清肃，燥热内盛，可影响及肝，使肝失条达，疏泄不利，则出现目赤肿痛。且《灵枢·大惑论》曰："五脏六腑之精气，皆上注于目而为之精。……气之精为白眼……"，其中的"气"指的是肺，"白眼"指的是球结膜，秋燥之邪侵犯肺脏，使肺阴受损，亦可见目赤肿痛。

决明子响螺炖瘦肉

食材　决明子10克｜响螺15克｜瘦肉100克｜蜜枣2个｜生姜片3克

功效　清热散结，润燥明目。

适宜人群　目赤眼痛、干咳无痰、咽喉干涸疼痛、声音嘶哑、口干欲饮、皮肤干燥、大便干结者。

禁忌证　脾胃虚弱者不宜。

营养方解　（1）决明子：味甘、苦、咸，性微寒，归肝、肾、大肠经。清肝明目，润肠通便。
（2）响螺：味甘，性寒，归胃、肾经。开胃消滞，清热养阴，明目退翳。
（3）猪肉：味甘、咸，性平，归脾、胃、肾经。补肾滋阴，润燥，益气养血，消肿。
（4）蜜枣：味甘，性平，归脾、胃经。补益脾胃，滋养阴血，养心安神，缓和药性，加之能使汤更清甜。

制作要点

先将干响螺片用清水浸透，洗净，再将瘦肉洗净切块飞水，与洗净的决明子、蜜枣、姜片放入炖盅内，加清水300毫升，隔水炖2小时即成。

5. 皮肤干燥

中医学认为肺主皮毛，人的皮肤与外界接触密切，秋燥侵犯人体，损伤人体的津液，故见皮肤干燥甚则皲裂。正如《素问·阴阳应象大论》中提到："燥胜则干"。

鲜海参鲜百合炖瘦肉

食材　鲜海参30克｜鲜百合15克｜瘦肉100克｜姜片3克

功效　滋阴润燥。

适宜人群　秋季皮肤干燥之症；亦可用于血虚津亏所致的失眠、多梦、夜睡不宁等症。

禁忌证　脾胃虚弱者不宜。

营养方解　（1）海参：味甘、咸，性平，归肾、肺经。补肾益精，养血润燥，止血。
　　　　　　（2）百合：味甘，性微寒，归肺、心经。养阴润肺止咳，清心安神。
　　　　　　（3）猪肉：味甘、咸，性平，归脾、胃、肾经。补肾滋阴，润燥，益气养血，消肿。

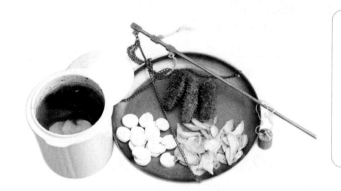

制作要点

　　将水发海参剖洗干净切块，再把洗净的百合、瘦肉、姜片加入炖盅内，加清水300毫升，隔水炖2小时即可。

6. 反复口疮

　　口为脾之窍，脾主运化，如脾胃功能健旺，则化生气血充足，津液得以上承，口唇红润。因此脾胃的病变经常会累及于口，如秋燥之邪侵犯人体，损伤人体的津液，脾胃有热，津液亏虚，则易生口疮。舌为心之苗，津液不足，心阴失养，而至心火旺盛，亦可至口舌生疮。

沙参玉竹炖山斑鱼

食材　　沙参10克｜玉竹10克｜山斑鱼100克｜生姜片3克

功效　　滋阴清热，润燥生津，益肾填精。

适宜人群　多发性、反复发作的口腔溃疡，以及秋燥咳嗽无痰、声音嘶哑、口干烦热、手心热等属于阴虚内热者。

禁忌证　脾虚大便溏者不宜。

营养方解　（1）沙参：味甘、微苦，性微寒，归肺、胃经。养阴清肺，益胃生津。
　　　　　　（2）玉竹：味甘，性微寒，归肺、胃经。养阴润燥，生津止渴。

（3）山斑鱼：学名叫月鳢，俗称七星鱼、花星鱼、点秤鱼、中公鱼等（各地叫法有所不同），是鳢科鱼类中最有经济价值的淡水鱼类，有"鱼中珍品"之称。山斑鱼和黑鱼长得颇像，山斑鱼营养丰富、肉质细嫩、味道鲜美。它是高蛋白、低脂肪的美味食品，能养血滋阴益气强身，补心通脉去热补精，并有促进愈合伤口等作用。在东南亚及港澳地区有很高的声誉，被誉为补中极品，同时又是煲靓汤的材料，它有清热解毒、拔毒生肌的功效，受到广大群众所喜爱。味甘，性凉，归肾、肝、心经。清热解毒，滋阴养血，填精益肾，祛瘀新生，具有收敛和促进伤口愈合之功效。

> **制作要点**
>
> 将山斑鱼洗净，切段，生姜切片，与洗净的沙参、玉竹放入炖盅内加水300毫升，隔水炖2小时，加入食盐调味即成。

7. 大便干结

由于肺与大肠相为表里，肺气的肃降有助于大肠传导功能的发挥，大肠传导功能正常，则有助于肺的肃降。如肺气不降，燥邪损伤津液，使津液不能下达大肠，大肠失于濡润，传导失职，则可出现大便干燥不畅、腹胀等症。

芝麻瘦肉炖鲍鱼

食材　芝麻10克｜瘦肉50克｜鲜鲍鱼1只｜生姜片3克

功效　润燥养血通便。

适宜人群　气血不足、津虚肠燥之便秘，腰酸乏力、头晕耳鸣等症。

禁忌证　脾虚大便溏者不宜。

营养方解　（1）黑芝麻：味甘，性平，归肝、脾、肾经。补益肝肾，养血益精，润肠通便。
（2）猪肉：味甘、咸，性平，归脾、胃、肾经。补肾滋阴，润燥，益气养血，消肿。
（3）鲍鱼：味甘、咸，性平。滋阴清热，益精明目，调经。可治阴虚内热、大便燥结等。

> **制作要点**
>
> 将芝麻拣去杂质，洗净，与洗净的鲜鲍鱼、瘦肉、姜片放入炖盅内，加清水300毫升，隔水炖2小时，加入适量盐调味即成。

二、秋季常用食疗汤方

银耳雪梨炖瘦肉

食材　银耳3克 | 雪梨50克 | 瘦肉100克 | 蜜枣1个

功效　清燥润肺，生津润肠。

适宜人群　咽喉干涩、肺燥干咳或痰带血丝、心烦不寐、大便干结等。

禁忌证　脾胃虚寒或脾肾阳虚者、痰湿咳嗽者不宜。

营养方解　（1）银耳：味甘、淡，性平，归肺、胃、肾经。滋补生津，润肺养胃。
（2）雪梨：味甘、微酸，性凉，归肺、胃、心经。润肺利咽，生津养胃，清热泻火，滋润五脏。
（3）猪肉：味甘、咸，性平，归脾、胃、肾经。补肾滋阴，润燥，益气养血，消肿。

制作要点

将瘦肉洗净切块飞水，再与洗净的银耳和切块的雪梨、蜜枣放入炖盅内，加水300毫升，隔水炖1小时即成。

无花果炖瘦肉

食材　无花果2个 | 瘦肉100克 | 蜜枣1个

功效　清燥润肺。

适宜人群　干咳无痰、口咽干燥等。

禁忌证　脾胃虚寒或脾肾阳虚者、痰湿咳嗽者不宜。

营养方解　（1）无花果：味甘，性平，归肺、胃、大肠经。清热生津，健脾开胃，解毒消肿。
（2）猪肉：味甘、咸，性平，归脾、胃、肾经。补肾滋阴，润燥，益气养血，消肿。
（3）蜜枣：味甘、性平，归脾、胃经。补益脾胃，滋养阴血，养心安神，缓和药性。用于治疗脾气虚所致的食少、泄泻，阴血虚所致的妇女脏躁证，病后体虚的人食用蜜枣也有良好的滋补作用，脾胃虚寒者或牙病患者不宜食用蜜枣，糖尿病患者慎食蜜枣。

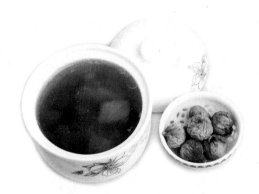

制作要点

　　将猪肉冲洗干净并飞水切块，再与洗净的无花果、蜜枣放进炖盅内，加清水300毫升，隔水炖2小时即成。

浮小麦茯神炖猪心

食材　　浮小麦10克 | 茯神10克 | 猪心100克 | 生姜片3克

功效　　养心安神，敛汗除烦。

适宜人群　心悸失眠、心神不安、惊悸健忘等；小儿夜啼易惊、烦躁不宁、自汗、盗汗等。

禁忌证　外感、阳虚、虚寒者不宜。

营养方解　（1）浮小麦：味甘，性凉，归心经。固涩止汗，益气除热，养心安神。主治自汗、盗汗、骨蒸潮热等。
　　　　　　（2）茯神：味甘、淡，性平，归心、脾经。有宁心、安神、利水的作用。主治惊悸、健忘、失眠、惊痫、小便不利等。
　　　　　　（3）猪心：味甘、咸，性平，归心经。补虚养心，安神定惊。主治怔忡、自汗、惊悸、不眠。

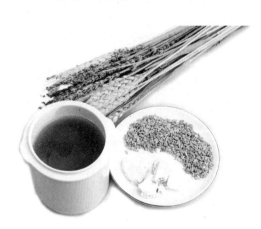

制作要点

　　将猪心冲洗干净切块，再与拣去杂质冲洗干净的浮小麦、茯神、生姜片放入炖盅内加清水300毫升，隔水炖2小时即成。

菜干蚝豉炖猪肺

食材　白菜干30克｜蚝豉15克｜猪肺100克｜蜜枣2个

功效　清肺化痰，滋阴润肺。

适宜人群　风热犯肺之咳嗽，痰黄稠或痰黏难咯者，干咳无痰而见口咽干燥、五心烦热、眠差梦多、气短神疲尤其适宜。

禁忌证　脾胃虚寒、阳虚者不宜。

营养方解　（1）白菜：味甘，性平，归肝、肾、胃、膀胱经。清热除烦，通利肠胃，利尿。主治漆毒生疮、皮肤炎症者。

（2）蚝豉：即生蚝晒干，味甘、咸，性平，归心、肝经。养血安神，止汗涩精，化痰软坚。用于头晕目眩、肝风抽搐、瘰疬、痰核、自汗、盗汗、遗精、崩漏、带下等，有脾虚、精滑、疮疡者不宜食用。

（3）猪肺：性平、味甘，归肺经。止咳，补肺，有肺虚咳嗽的作用。

> **制作要点**
>
> 　将猪肺灌洗干净，沥干后切成细块，白菜干清水浸洗净切段，与洗净的蚝豉、蜜枣放入炖盅内，加水300毫升隔水炖2小时即成。

南北杏川贝炖鹧鸪

食材　南北杏各3克｜川贝3克｜鹧鸪150克｜生姜片3克

功效　清燥润肺，化痰止咳。

适宜人群　外感秋燥或肺津亏燥所致的干咳无痰或痰少而黏，咽喉痒痛而见便秘者。

禁忌证　脾胃虚寒、阳虚者不宜。

营养方解　（1）北杏：又称苦杏仁，味苦，性微温，有小毒，归肺、大肠经。有止咳平喘、润肠通便的功效，常用于治疗咳嗽气喘、肠燥便秘等。

（2）南杏：又称甜杏仁，味微甜而不苦，性平无毒，入肺、大肠经。可润肺平喘，治虚劳咳喘、肠燥便秘，偏于滋润，治肺虚肺燥的咳嗽。

（3）川贝：苦、甘，性微寒，归肺、心经。有清热化痰、解毒散结的作用。

（4）鹧鸪：味甘，性温，归脾、胃、心经。有滋养补虚、开胃化痰的功效。主治体虚乏力、失眠、胃病、下痢、小儿疳积、咳嗽痰多、百日咳等。

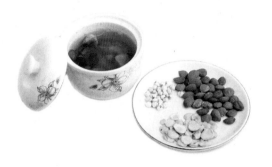

制作要点

将鹧鸪处理好洗净，加姜葱飞水除去腥味，与洗净的南北杏、川贝放入炖盅内，加清水300毫升，隔水炖2小时即成。

冬季养生原则及食疗汤方

一、冬季养生原则

（一）养肾防寒过严冬

冬天，天寒地冻，万物闭藏，生机衰退，寒邪袭人，人体阳气渐弱，生理功能减退。寒冷天气最易损伤人体阳气，老年人阳气衰弱，婴幼儿稚阳未长，更容易受寒伤阳，因此患有慢性病、心肾阳虚衰者，御寒力弱，更怕过冬天，容易出现许多旧病复发或加重，特别是中风、脑出血、心肌梗死等，甚至出现死亡。所以，在冬天要特别注意防寒保暖。除了年老体弱者外，冬季普通人亦要注意保暖御寒，才能固护阳气。很多时候我们都看到不少年轻女性冬天都是穿短裙的，整条腿都露在寒风之中，其实这种"上面蒸松糕、下边卖凉粉"的美丽"冻"人，很容易引起妇科疾病和关节痛。

冬天，大地收藏，万物皆伏，肾气内应而主藏，养生应以养肾为主，逆之则伤肾，春天会生疾，故《素问·阴阳应象大论》云"冬伤于寒，春必温病"。冬属水，其气寒，通于肾，冬季阳气内藏，万物蛰伏，人的机体生理活动处于抑制状态，容易感受寒邪，寒气凝滞收引，易导致人体气血运行不畅，皮肤致密，水湿不易从体表外泄而下输膀胱，肾脏负担加重，易导致一些与水液代谢相关的疾病发生，如肾炎、遗尿、水肿等。因此，冬季养生"贵乎御寒保暖"，更要注意肾的养护。

"养肾防寒"是冬季养生重要的原则。冬季，人体阳气内敛，机体的生理活动也有所收敛。寒气内应于肾，肾是人体生命的原动力，是人体的"先天之本"，肾气旺，生命力强，机体才能适应严冬的变化。此时，肾既要为维持冬季热量支出准备足够的能量，又要为来年贮存一定的能量，所以此时养肾至关重要。《医宗必读》更是提出"养生必先养肾，养肾即养命"的观点，而保证肾气旺的关键就是防止严寒气候的侵袭。

（二）"固护阳气"与"秋冬养阴"

"春夏养阳，秋冬养阴"出自《素问·四气调神大论》，"秋冬养阴"与"固护阳气"看似矛盾，实际上"圣人春夏养阳，使少阳之气生，太阳之气长；秋冬养阴，使太阴之气收，少阴之气藏"，是谓春夏养阳，以养阳之生长；秋冬养阴，以养阴之收藏。冬三月，天寒地冻，天地阳气藏匿，人体阳气与天地阳气相应，阳气减弱，亦应固护闭藏，而不应外放透支，所以冬季在防寒养肾之时要注意固护脏腑阴精，不能过于温燥，以防伤阴，补益之时要注意"阴中求阳，阳中求阴"，使得阴平阳秘，才能收到理想的效果。

根据冬季的气候与人体关系的特点，冬季食疗养生，应遵循"养肾防寒""固护阳气""秋冬养阴"的调养原则，着重养心、肾、脾之阳气，同时注意固护脏腑阴精。宜多食甘辛温热、滋阴潜阳的食物，增加热量，以养肾御寒；宜"增苦少咸"，以补心强肾。饮食上要时刻关注肾的调养，注意热量的补充，多吃些动物性食品和豆类，如狗肉、羊肉、鹅肉、鸭肉、鹌鹑、驴肉、大豆、核桃、栗子等均是冬季适宜食物；同时，还要遵循"少食咸，多食苦"的原则，不使肾水太亢以致影响心阳。另外，冬季饮食切忌黏硬、生冷食物，因为此类食物属"饮"，易使脾胃之阳气受损。

（三）进补食材因人而异

人的一生需经历不同的发育和生理变化阶段。各个阶段人体内脏腑的气血阴阳有不同程度的变化，各年龄阶段人的生活习惯和学习、工作的情况也各不相同，因此，应该根据这些变化来补益身体。小儿内脏娇嫩、易虚易实，饮食又往往不知节制，以致损伤脾胃，其在冬令的补益，当以健脾胃为主，可食茯苓、山楂、大枣、薏苡仁等。而青年学生日夜读书，往往休息睡眠不足，心脾或心肾虚，其在冬令的补益可选用莲子、首乌等。不少中年人身负重任，不注意休息，而导致气血耗伤，故冬令补益以养气血为主，可食龙眼肉、黄芪、当归等。老年人身体虚弱，再加上身患多种疾病，故老年人冬令必须进补，无病时可选用杜仲、首乌等，若有病则必须辨证进补。

适合冬令的补品很多，但须注意选用时应当依据自身情况对证施补。相对于其他季节，冬季会感到食欲比较旺盛，饮食内容中可以适当加入高热、高营养、味浓色重的食物，进食补品宜在下午之前完成以便消化吸收，且肉食要尽量烹制至熟烂。另外要注意进补莫过激，进补是为了调节身体的各种功能，使身体更健康，但如果进补过偏，则补而成害，使机体又一次遭遇损伤。例如，虽为阴虚，但一味大剂养阴而不注意适度，补阴太过，反而遏伤阳气，致使人体阴寒凝重，出现阴盛阳衰之证。所以进补要补宜适度，适可而止。

二、冬季常用食疗汤方

红参三七炖鹌鹑

食材　红参6克｜三七3克｜鹌鹑1只｜生姜片3克

功效　益气温阳，活血化瘀。

适宜人群　脾胃虚弱症见食少、倦怠、水肿尿少者；神疲乏力、四肢麻痹、屈伸不利、筋骨酸软者；气虚血瘀症见心悸胸痹、胸闷气短者。

禁忌证　阴虚阳亢、外感者不宜。

营养方解　（1）红参：味甘微苦，归脾、肺、心经。大补元气，补脾益肺，生津止渴，安神益智。用于体虚欲脱、肢冷脉微、气不摄血、崩漏下血、心力衰竭、心源性休克者。为治虚劳内伤第一要药，凡一切气血津液不足之证，皆可应用。
（2）三七：又名田七，味甘、微苦，性温，归肝、胃经。散瘀止血，消肿定痛。用于咯血、吐血、衄血、便血、崩漏、外伤出血、胸腹刺痛、跌扑肿痛。
（3）鹌鹑：味甘，性平，归大肠、心、肝、脾、肺、肾经。补益五脏，清利湿热，强筋骨，止泻痢。可用治营养不良、体虚乏力、贫血、肾炎浮肿、泻痢、结核病、胃病、神经衰弱、支气管炎、皮肤过敏、心血管病等。

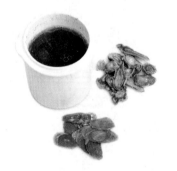

制作要点

将鹌鹑去毛、去肠脏，洗净，与洗净的人参、三七、姜片放入炖盅内加清水300毫升，隔水炖2小时即成。

红参石斛炖瘦肉

食材　红参6克｜石斛3克｜瘦肉150克｜生姜片3克

功效　益气温阳，养阴润燥。

适宜人群　口渴引饮、能食与便溏并见，或饮食减少、精神不振、四肢乏力者。

禁忌证　阳亢、外感者不宜。

营养方解　（1）红参：味甘、微苦，性微温，归心、肺、脾经。大补元气，补脾益肺，生津止渴，安神益智，治疗虚劳内伤第一要药，凡一切气血津液不足之证皆可应用。

（2）石斛：味甘，性微寒，归胃、肾经。养阴清热，益胃生津，补肾养肝明目，强筋骨。

（3）猪肉：味甘、咸，性平，归脾、胃、肾经。补肾滋阴，润燥，益气养血，消肿。

> **制作要点**
>
> 　　将猪肉冲洗干净并飞水切块，再与洗净的红参、石斛放进炖盅内，加清水300毫升，隔水炖2小时即成。

巴戟杜仲炖牛腱

食材　巴戟10克｜杜仲10克｜牛腱100克｜生姜片3克

功效　温补肝肾，强筋健骨。

适宜人群　适用于腰酸膝软、腹痛泄泻、阳痿早泄、滑精遗尿、胎动不安属肝肾元阳不足者。

禁忌证　湿热、外感不宜。

营养方解　（1）巴戟：味甘、辛，性微温，归肾、肝经。补肾阳，益精血，强筋骨，祛风湿。主治肾虚、腰膝酸软。

（2）杜仲：味甘，性温，归肝、肾经。补肝肾，强筋骨，安胎，《神农本草经》中被列为上品。现代研究显示，巴戟有兴奋下丘脑-垂体-肾上腺皮质系统、抗自由基及雄激素样作用，杜仲具有清除体内垃圾、加强人体细胞物质代谢、防止肌肉骨骼老化、平衡人体血压、分解体内胆固醇、降低体内脂肪、恢复血管弹性、利尿清热、广谱抗菌、兴奋中枢神经、升高白细胞等药理作用。

（3）牛腱：味甘，性温，归脾、胃经。补中益气，滋养脾胃，强健筋骨。

> **制作要点**
>
> 　　将洗净的牛腱切块飞水，与药材一同放进炖盅内，加清水300毫升，隔水炖2小时即成。

桑寄生黑豆炖羊腰

食材　桑寄生10克｜黑豆10克｜羊腰100克｜生姜片3克

功效　补肝肾，强筋骨，养血助阳，安胎。

适宜人群　适用肢寒身冷、须发早白、耳聋耳鸣、腰酸乏力、背痛、风湿关节痛及阳痿尿频、胎动不安等属肝肾不足者。

禁忌证　湿热、外感不宜。

营养方解　（1）桑寄生：味苦、甘，性平，归肝、肾经。祛风湿，补肝肾，强筋骨，安胎，既善治风湿痹阻之腰膝疼痛，又可治肝肾不足、营血亏虚之腰酸膝软、筋骨无力，若为风湿痹痛与肝肾不足互结者用之尤宜。
（2）黑豆：味甘，性平，归脾、肾经。健脾宽中，益肾养血，解毒。
（3）羊腰（羊肾）：味甘，性热，归肾、脾经。补虚益气，温中暖下，益精壮阳。

> **制作要点**
>
> 　　将羊腰冲洗干净，加当归片适量飞水，再与洗净的桑寄生、黑豆、姜片一同放进炖盅内，加清水300毫升，隔水炖2小时即成。

元肉枸杞子炖羊肉

食材　元肉10克｜枸杞子10克｜羊肉100克｜生姜片3克

功效　温阳养血，明目安神。

适宜人群　心脾两虚症见头晕眼花、心悸气短、紫癜等；肝肾虚损、精血不足症见神疲乏力、须发早白、视物模糊、心悸怔忡者。

禁忌证　阳亢热盛、外感者不宜。

营养方解　（1）元肉：又称桂圆肉、龙眼肉，味甘性温，归心、脾经。益心脾，补气血，既不滋腻又不燥热，为滋补良药。
（2）枸杞子：味甘性平，入肝、肾经。滋肾，润肺，补肝，明目。治肝肾阴亏、腰膝酸软、头晕、目眩、目昏多泪、虚劳咳嗽、消渴、遗精。
（3）羊肉：味甘，性热，归脾、肾经。补虚益气，温中暖下。

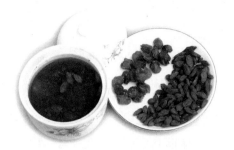

制作要点

　　将元肉、枸杞子拣去杂质洗净，羊肉洗净切块飞水，放入炖盅内，加清水300毫升，炖2小时即成。

胡椒炖猪肚

食材　　胡椒5克 ｜ 猪肚150克 ｜ 生姜片3克

功效　　温中养胃，止痛止呕。

适宜人群　脾胃虚寒症见胃脘冷痛、得温则舒、嗳气反酸、腹胀呕吐、饮食减少、四肢不温、形寒怕冷者。

禁忌证　　湿热型外感或湿热内蕴体质不宜。

营养方解　（1）胡椒：味辛，性热，入胃、大肠、肝经。温中散寒，下气止痛，止泻，开胃，解毒。可用于胃寒腹痛、恶心呕吐、食滞等症。
　　　　　　（2）猪肚：味甘，性温。补虚损，健脾胃。用于虚劳羸瘦、劳瘵咳嗽、脾虚食少、消渴便数、泄泻、水肿脚气、妇人赤白带下、小儿疳积等。

制作要点

　　翻转猪肚除去脂肪，用盐和淀粉（生粉）擦匀揉搓，用清水冲洗，再汆水3分钟，捞起用刀切去残留的白色肥油，最后用冷水清洗干净，再与胡椒一同放进炖盅内，加清水300毫升，隔水炖2小时即成。

冬虫草炖金银鲍

食材　　冬虫草3克 ｜ 鲜鲍鱼（连壳）1只 ｜ 干鲍片适量 ｜ 猪瘦肉100克 ｜ 生姜片3克

功效　　补益肝肾。

适宜人群　肾虚阳痿、遗精、腰膝酸痛、咳喘短气、劳嗽痰血、自汗、盗汗者，病后虚弱、神疲乏力、膏淋等。

禁忌证　外感者不宜。

营养方解　（1）冬虫草：味甘性平，归肺、肾经。益肾壮阳，补肺平喘，止血化痰。主治阳痿遗精、腰膝酸痛、久咳虚喘、劳嗽痰血等，现代研究发现虫草还有增强免疫功能、镇静、促进机体代谢、抗肿瘤、改善心功能、改善血液功能等作用，需注意的是有外感表邪者不宜用。

（2）金银鲍：即鲍鱼的鲜品和干品同用，鲍鱼味甘咸，性平，归肝经。滋阴清热，益精明目。主治劳热骨蒸、咳嗽、青盲内障、月经不调、带下、肾虚小便频数、大便燥结等。

（3）鲍鱼壳：即石决明，味咸性寒，归肝经。功效与鲍鱼肉相似，有平肝潜阳、清肝明目的作用。用于治疗头晕目眩、目赤翳障、视物昏糊等，现代医学发现它还有保护肝脏、增强机体耐缺氧能力的作用。

（4）猪瘦肉：性平、味甘、咸，归脾、胃、肾经。有滋阴润燥、益气的作用，主治消渴、羸瘦（瘦弱）、咳嗽、热病伤津、便秘等。

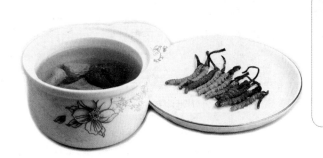

制作要点

将鲍鱼壳冲洗刷净，干鲍用清水泡软切片，猪瘦肉洗净飞水，再与洗净的冬虫草、姜片放入炖盅内加清水300毫升，隔水炖2小时即可。

天麻炖鲍鱼

食材　天麻8克｜鲜鲍鱼（连壳）1只｜瘦肉80克｜姜片3克

功效　滋阴潜阳，平肝息风。

适宜人群　肝肾阴虚阳亢之头晕头痛、目赤肿痛、四肢麻木不仁、半身不遂，以及风湿性关节炎、不寐、月经量少、血枯闭经等症。

禁忌证　阳虚、外感者不宜。

营养方解　（1）天麻：味甘性平，归肝经。能息风止痉，平抑肝阳，用于惊风抽搐、头痛眩晕、风湿痹痛、肢体麻木、半身不遂等，现代医学研究表明天麻还有调节免疫功能、抗衰老、降压、抗炎、镇痛镇静、抗惊厥、改善记忆力、催眠的作用。

（2）鲍鱼：味甘咸，性平，归肝经。能滋阴清热、益精明目，主治劳热骨蒸、咳嗽、青盲内障、月经不调、带下、肾虚小便频数、大便燥结等。

（3）鲍鱼壳：即石决明，味咸性寒，归肝经。功效与鲍鱼肉相似，有平肝潜阳、清肝明目的作用，用于治疗头晕目眩、目赤翳障、视物昏糊等，现代医学发现它还有保护肝脏、增强机体耐缺氧能力的作用。

（4）猪瘦肉：味甘、咸，性平，归脾、胃、肾经。有滋阴润燥、益气的作用，主治消渴、羸瘦（瘦弱）、咳嗽、热病伤津、便秘等。

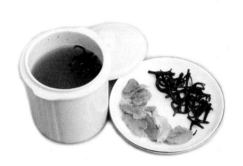

制作要点

将鲍鱼壳冲洗刷净，猪瘦肉洗净飞水切块，再与洗净的天麻、鲍鱼肉、姜片放入炖盅内加水300毫升，隔水炖2小时即可。

金樱子芡实白果炖乌鸡

食材　金樱子6克｜芡实10克｜白果（去心）10克｜乌鸡150克｜生姜片3克

功效　补肾健脾，养血固精。

适宜人群　遗精早泄、滑精、尿频、遗尿、尿失禁、脱肛而属肾虚者，虚劳骨蒸羸瘦消渴、脾虚滑泄、白带过多者，咳喘、自汗、盗汗等。

禁忌证　阴虚、外感者不宜。

营养方解　（1）金樱子：味酸、甘、涩，性平，归肾、膀胱、大肠经。有固精缩尿、固崩止带、涩肠止泻的功效。主治遗精滑精、遗尿尿频、崩漏带下、久泻久痢等。

（2）芡实：味甘、涩，性平，归脾、肾经。益肾固精，补脾止泻，除湿止带。用治遗精滑精、遗尿尿频、脾虚久泻、白浊、带下。

（3）白果：即银杏，味甘、苦、涩，性平，有小毒，归肺经。有敛肺平喘、收涩止带的作用，用于痰多喘咳、带下、白浊、遗尿尿频等，还有抗衰老、抗菌、改善心血管功能、祛痰止咳、抗过敏的作用。

（4）乌鸡：即乌骨鸡，味甘，性温，归肝、肾、肺经。补肝益肾，补气养血，养阴退虚热。主治虚劳羸瘦、骨蒸痨热、消渴、遗精、久泻、久痢、崩中、带下等。

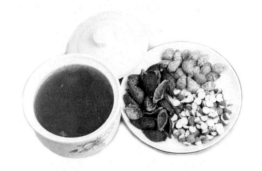

制作要点

将乌鸡去毛，冲洗干净切块，白果去壳，再与拣去杂质的金樱子、芡实、姜片放入炖盅内加清水300毫升，隔水炖2小时即成。

补血乌鸡汤

食材　当归8克 | 黄芪20克 | 大枣5个 | 乌鸡150克 | 生姜片3克

功效　益气健脾，养血活血。

适宜人群　气血虚、肾精弱之月经推迟、经少闭经、面白神疲、心悸气短、头晕失眠、腰肢酸软等。

禁忌证　阴虚、外感者不宜。

营养方解　（1）当归：味甘辛，性温，归肝、心、脾经。补血活血，调经止痛，润燥滑肠。主治血虚诸证，如月经不调、经闭、痛经、癥瘕结聚、崩漏、虚寒腹痛、痿痹、肌肤麻木、肠燥便难、赤痢后重、痈疽疮疡、跌扑损伤等。

（2）黄芪：味甘，性微温，归肺、脾经。益卫固表，补气升阳，托疮生肌，利水消肿。主治气虚乏力、食少便溏、中气下陷、久泻脱肛、自汗盗汗、血虚萎黄、阴疽漫肿、气虚水肿、内热消渴，现代医学研究表明黄芪还有增强免疫功能、抗衰老作用、抗病原微生物作用、镇静作用、促进机体代谢、抗肿瘤作用、改善心功能、护肝等作用，与当归合用可气血双补。

（3）大枣：味甘性温，归脾、胃经。补中益气，养血安神，缓和药性。主治脾胃虚弱、食少便溏、血虚萎黄、妇女脏躁等。

（4）乌鸡：即乌骨鸡，肉嫩脂少，味甘，性温，归肝、肾、肺经。补肝益肾，补气养血，养阴退虚热。主治虚劳羸瘦、骨蒸痨热、消渴、遗精、久泻、久痢、崩中、带下等，是女性养颜补益的佳品。

> **制作要点**
>
> 将物料洗净，把乌鸡飞水后，用清水冲去油腥血污，备用。把当归、黄芪、大枣、生姜片洗净，一齐放入炖盅，隔水炖2小时，入盐调味，即可食用。

体质食疗汤方

气虚质汤方

一、基本概念

气的学说，是中国古代的世界观，其核心思想是用气一元论来认识世界。中国古代哲学关于气的学说，渗透并融入中医学理论体系，深刻地影响着中医学的形成和发展。气一元论认为，天地万物即是一气所生，元自一炁也，而又天地万物无非是炁，是曰气一元论。

什么是"气"呢？中医学认为"气"是我们生命的原动力，使人体与生存环境之间的物质交换出入有序，营养精微向上向外布散，糟粕废物向下向外排泄。《素问·经脉别论》云："饮入于胃，游溢精气，上输于脾，脾气散精，上归于肺，通调水道，下输膀胱，水精四布，五经并行。"气的生成与清气、谷气、元气相关，清气由肺吸入，谷气从脾产生，元气自肾提供。若气不足，各种症状自然就会出现了，如某天，你会觉得自己说话没劲，常出虚汗；又或者仅爬两三层楼梯就呼吸短促，上气不接下气；或者经常疲乏无力，精神萎靡；或者特别喜欢安静，不想说话。其实，这些都是中医学所说的"气虚质"的表现。

气虚体质是指当人体脏腑功能失调，气的化生不足时，易出现气虚证的表现，简单来说气虚体质是指"一身之气不足，气息低弱，脏腑功能状态低下"，是全身功能活动低下的一种体质，常表现为语声低微，形体消瘦或偏胖，面色苍白，气短懒言，精神不振，体倦乏力，常自汗出，动则尤甚，舌淡红，舌边有齿痕，苔白，脉虚弱。其发病倾向为易患感冒、头目眩晕、内脏下垂，平素抵抗力弱，妇女分娩后易患产后虚羸、产后目病等，病后康复缓慢。

二、常见症状

气虚亦是中医病证名，指元气不足，气的推动、固摄、防御、气化等功能减退，或脏器组织的功能减退，以气短、乏力、神疲、脉虚等为主要表现的虚弱证候。形成气虚证的原因，主要有久病、重病、劳累过度等使元气耗伤太过；又或先天不足，后天失养，致元气生成匮乏；又或年老体弱、脏腑功能减退而元气自衰。因不同病因发病或因五脏气虚部位不同，气虚可见不同的症状。

气虚可导致多种病理变化，如气虚而功能减退，运化无权，推动无力，可导致营亏、血虚、阳虚、生湿、生痰、水停、气滞、血瘀，以及易感外邪等。同时气虚可与血虚、阴虚、阳虚、津亏、痰湿等兼并为病，而为气血两虚证、气阴两虚证、阳气亏虚证、津气亏虚证、气虚痰湿证等。

根据气虚的脏腑部位不同，常见以下病证，可供参考。

（一）心气虚

心悸怔忡、胸闷气短、多汗，劳则或活动后加重，面色淡白或㿠白，神疲体倦，舌淡，脉虚无力。

（二）肺气虚

咳嗽气喘、喘咳无力，痰液清晰，气短不足以息，动则益甚，声音低怯，自汗，畏风，易于感冒，甚至水肿、小便不利等。

（三）脾气虚

纳少腹胀，食后脘闷不舒，大便溏薄，倦怠乏力，少气懒言，形体消瘦，面色萎黄或㿠白，舌淡苔白，脉弱。

（四）中气下陷

脘腹重坠作胀，食入益甚，或便意频数，肛门重坠；或久痢不止，甚或脱肛；或子宫下垂；或小便混浊如米泔。伴见少气乏力，声低懒言，头晕目眩。舌淡苔白，脉弱。

（五）脾不统血

多见于慢性出血的病证，如月经过多、崩漏、便血、尿血、齿衄、皮下出血等。除出血外，必兼见脾气虚的一些症状。

（六）肾气虚

神疲乏力，眩晕健忘，腰膝酸软乏力，小便频数而清，白带清稀，舌质淡，脉弱。

（七）肾气不固

除一般肾气虚证外，还有小便频数清长，或余沥不尽、夜尿多、遗尿；或男子遗精早泄，女子带下清稀量多；或月经淋漓不尽或胎动不安、滑胎者。

（八）肾不纳气

在肾气不固基础上，见久病咳喘，呼多吸少，气不得续，动则喘甚者，自汗神疲，或喘息加剧、冷汗淋漓、肢冷面青，脉浮大无根，或气短息促、面赤心烦、咽干口燥，舌红脉细数。

三、典型舌象

典型的气虚质舌象是舌质淡红而稍偏白，苔薄，气虚夹湿则舌体胖大，边有齿印，气血亏虚则舌体瘦薄，色淡。

四、调摄要点及代表汤方

气虚体质之人应该注意养护正气，避免过劳，清净养藏，祛除杂念，不躁动，少思虑；热则耗气，夏当避暑，冬当避寒，以防感冒；体育锻炼宜采用低强度、多次数的锻炼方式，不宜做大负荷运动和出大汗的运动，以柔和运动，如散步、打太极拳等为主；平时可按摩或艾灸足三里穴（位于小腿前外侧，外膝眼下3寸，距胫骨前沿一横指处）作保健之用。

饮食上可常食益气食物，如粳米、糯米、小米、大麦、山药、鸡肉、鹌鹑、牛肉，少吃耗气食物如生萝卜、空心菜等。"脾胃为后天之本，气血生化之源"，故在药膳炖汤上以健脾益气为主，通过健脾气以资助各脏之气。

红参茯苓白术炖牛腱

食材　　红参3克 | 茯苓8克 | 白术3克 | 牛腱150克 | 生姜片3克

功效　　健脾益气。

适宜人群　适用于脾胃虚弱者，症见身倦乏力，饮食减少，面色无华，口唇淡白，腹胀，纳呆，大便稀溏，舌淡苔白脉弱无力。脾胃虚弱所致的胃脘胀痛、腹痛泄泻、食欲不振者，病后体弱、营养不良、脾虚水肿者均适宜。

营养方解　（1）红参：味甘、微苦，性微温，归心、肺、脾经。大补元气，补脾益肺，生津止渴，安神益智，治疗虚劳内伤第一要药，凡一切气血津液不足之症皆可应用。

（2）茯苓：味甘、淡，性平，归心、脾、肾经。利水渗湿，健脾安神。

（3）白术：味苦、甘，性温，归脾、胃经。补气健脾，燥湿利水，固表止汗，安胎。

（4）牛腱：味甘，性温，归脾、胃经。补中益气，滋养脾胃，强健筋骨。

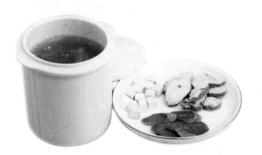

制作要点

将牛腱洗净切片，再与洗净的药材一同放进炖盅内，加清水300毫升，隔水炖2小时即成。

党参白术茯苓炖瘦肉

食材　党参10克 | 茯苓8克 | 白术3克 | 猪瘦肉150克 | 生姜片3克

功效　健脾益气。

适宜人群　适用于脾气虚弱者，症见神疲乏力、少气懒言、纳差便溏等。

营养方解　（1）党参：味甘，性平，归脾、肺经。补中益气，生津，养血。

（2）白术：味苦、甘，性温，归脾、胃经。补气健脾，燥湿利水，固表止汗，安胎。

（3）茯苓：味甘、淡，性平，归心、脾、肾经。利水渗湿，健脾和胃，宁心安神。

（4）猪肉：味甘、咸，性平，归脾、胃、肾经。补肾滋阴，润燥，益气养血，消肿。

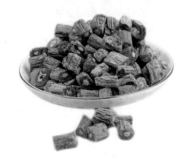

制作要点

将瘦肉洗净切片并飞水，再与洗净的药材、姜片一同放进炖盅内，加清水300毫升，隔水炖2小时，调味即成。

五指毛桃炖鸡

食材 五指毛桃30克｜鸡肉150克｜生姜片3克

功效 补气健脾，除湿化痰，舒筋活络。

适宜人群 适用于病后体虚、产后缺乳、咳嗽、关节痹痛等属脾虚痰湿者。

营养方解 （1）五指毛桃：又名五爪龙、南芪，味甘，性平。益气健脾，祛痰止咳，舒筋活络，通乳。主治病后体弱、自汗、肺结核咳嗽、慢性支气管炎及脾虚浮肿、风湿性关节炎、带下、产后无乳等。

（2）鸡肉：味甘，性温，归脾、胃经。温中益气，补精填髓。

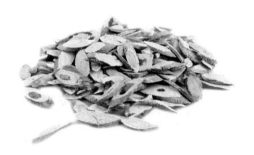

制作要点

将鸡肉洗净切块，再与洗净的药材、姜片一同放进炖盅内，加清水300毫升，隔水炖2小时调味即成。

阳虚质汤方

一、基本概念

《素问·生气通天论》云："阳气者，若天与日，失其所，则折寿而不彰。"若阳气不足，易生病致患，甚则影响寿命。

阳虚体质是当人体脏腑功能失调时易出现体内阳气不足、阳虚生里寒的表现，常表现为面色苍白，气息微弱，体倦嗜卧，畏寒肢冷，全身无力或有肢体浮肿，舌淡胖嫩边有齿痕，苔淡白，脉沉微无力。多因先天禀赋不足、加之寒邪外侵或过食寒凉之品、忧思过极、房事不节、久病之后而发病。其发病倾向为易患痰饮、肿胀、泄泻等病，耐夏不耐冬，易感风、寒、湿邪。

二、常见症状

阳虚亦是中医病证名，指机体阳气虚衰，功能减退或衰弱，代谢活动减退，机体反应性低下，阳热不足的病理现象。阳气有温暖肢体、脏腑的作用，如果阳虚则机体功能减退，容易出现虚寒的征象。五脏皆有阳虚。阳虚主证为畏寒肢冷、面色苍白、大便溏薄、小便清长、脉沉微无力等。

根据阳虚的脏腑部位不同，常见以下病证，可供参考。

（一）心阳虚

心悸、心慌、怔忡有空虚感，心胸憋闷或疼痛暴作，失眠多梦，心神不宁，气短息促，自汗乏力，面色㿠白，唇色紫暗，苔白滑，脉细弱或沉细迟或结代等。

（二）肺阳虚

咳嗽气短，呼吸无力，声低懒言，咯吐涎沫，质清稀量多，痰如白沫。自汗，背寒如掌大，易感受风寒，或稍作劳累即作哮喘，或作喘促，或作感冒。平素神疲乏力，短气不足以息，苔白滑润，脉迟缓或虚弱。

（三）肝阳虚

头晕目眩，两胁不舒，女子乳房胀痛，少腹冷痛，月经不调、甚或崩漏，男子阳痿，懈怠疲劳，忧郁胆怯，情绪抑郁，口唇发青，脉沉弦、迟而无力。

（四）脾阳虚

食欲不振，恶心呃逆，干呕，大便稀溏，嗳腐吞酸，面白不华或虚浮，口淡不渴，腹痛腹胀，喜温喜按，四肢不温，或肢体困重，或周身浮肿，小便不利，或白带量多质稀，舌淡胖，苔白滑，脉沉迟无力。

（五）肾阳虚

俗称命门火衰，腰膝酸软，畏寒肢冷，下肢尤甚，头目眩晕，精神萎靡，面色㿠白或黛黑，小便频数清长、夜间多尿或癃闭不通，大便久泻不止、完谷不化、五更泄泻，或浮肿、腰以下甚，性功能衰退，男子阳痿早泄，女子月经减少、宫寒不孕，脉沉迟。

三、典型舌象

典型的阳虚质舌象是舌质淡、胖，苔白滑。

四、调摄要点及代表汤方

阳虚体质之人应当注意养护阳气，《素问·四气调神大论》云"春夏养阳"，故春夏应培补阳气，可多行日光浴，夏季室内空调避免温度过低，冬季可使用暖气避寒就温，眠时注意添被，眠不直吹风扇，注重足下、背部及丹田部位的保暖，另外可在中医医师指导下进行三伏天灸温扶阳气。体育锻炼方面，动能生阳，选择温和的运动，最好是在户外有阳光的环境里锻炼，推荐强度低、有节奏、持续时间较长的有氧运动，如散步、慢跑、太极拳、五禽戏、八段锦、瑜伽等。冬天避免在大风大寒、大雾大雪及空气污染的环境中锻炼。

饮食上宜食温阳食品，如羊肉、狗肉、鹿肉、鸡肉，少吃雪糕、冻饮、刺身等生冷食物或西瓜等寒凉的水果。药膳炖汤可选用温补肾阳之巴戟、杜仲、鹿茸等或其他性温之补药。

巴戟锁阳炖羊腰

食材　　巴戟10克｜锁阳10克｜羊腰150克｜生姜片3克

功效　　温阳补肾。

适宜人群　适用于肾阳不足者，症见畏寒肢冷、腰痛膝软、小便清长、夜尿频多等；女子痛经、月经色淡量多，男子阳痿早泄等均可辨证选用。

营养方解　（1）巴戟：味甘、辛，性温，归肾、肝经。补肾阳，益精血，强筋骨，祛风湿。
　　　　　　（2）锁阳：味甘，性温，归肝、肾、大肠经。补肾阳，益精血，润肠通便。
　　　　　　（3）羊腰：味甘，性热，归脾、肾经。补虚益气，温中暖下，益精壮阳。

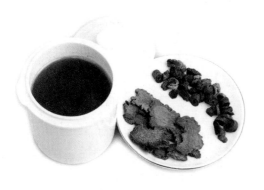

制作要点

洗净全部材料，然后置于炖盅，加清水300毫升，隔水炖2小时即成。

当归生姜炖羊肉

食材 　当归10克 ｜ 生姜10克 ｜ 淮山5克 ｜ 桂圆3克 ｜ 羊肉150克

功效 　温阳养血，祛寒止痛。

适宜人群 　适用于阳虚内寒者，症见形寒肢冷、面色㿠白等；月经量少、经期延后、闭经、痛经、产后虚弱及腹痛等均可辨证选用。

营养方解 　（1）当归：味甘、辛，性温，归肝、心、脾经。补血，活血，调经，止痛，润肠。
（2）生姜：味辛，温，归脾、胃、肺经。散寒解表，降逆止呕，化痰止咳。
（3）淮山：味甘，性平，归脾、肺、肾经。益气养阴，补脾肺肾，固精止带。
（4）桂圆：味甘，性温，归心、脾经。补益心脾，养血安神。
（5）羊肉：味甘，性热，归脾、肾经。补虚益气，温中暖下。

　　当归生姜羊肉汤是《金匮要略》的经典名方，具有温中补虚、祛寒止痛之功效。主治寒疝腹中痛及胁痛里急者，产后腹中疗痛、腹中寒疝、虚劳不足等症，用之为炖汤，可治疗多种阳气不足、虚寒内盛之疾患。

> **制作要点**
>
> 　　先将羊肉洗净切成小块，加酒飞水去掉羊腥味，再将生姜切片与洗净的当归、淮山、桂圆一起放进炖盅内，将清水300毫升，隔水炖2小时即成，调味后服食。

高丽参鹿茸炖鸡

食材 　高丽参3克 ｜ 鹿茸3克 ｜ 鸡肉100克 ｜ 生姜片3克

功效 　峻补元气，温阳助肾。

适宜人群 　适用于肾阳衰惫、气血不足者，症见全身疲倦乏力、面色萎黄苍白、唇爪淡白、头晕心悸、少气懒言、动则气短、易出汗、声音低沉、食欲不振等；妇女经水愆期、量少色淡甚则子宫下垂，男子阳痿早泄、遗精滑精等均可辨证选用。

营养方解 　（1）高丽参：味甘、微苦，性微温，归心、肺、脾经。大补元气，补脾益肺，生津止渴，安神益智。

（2）鹿茸：味甘、咸，性温，归肾、肝经。壮肾阳，益精血，强筋骨，调冲任，固带脉，托疮毒。

（3）鸡肉：味甘，性温，归脾、胃经。温中益气，补精填髓。

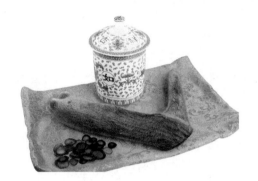

制作要点

将鸡肉洗净切块，再与洗净的药材一同放进炖盅内，加清水300毫升，隔水炖2小时调味即成。

阴虚质汤方

一、基本概念

《素问·阴阳应象大论》云："阴阳者，天地之道也，万物之纲纪，变化之父母，生杀之本始，神明之府也。"一阴一阳谓之道，人体也是由阴阳组成，阳气就是各种功能活动，阴就是有形的物质，包括阴液、津液。在人体，阴阳水火是相互依存、制约的。健康状态下，阴阳平衡互涵，应该既感觉不到阴盛也感觉不到阳盛，否则不是寒证就是热证。既然上一节已提及阳虚体质的存在，那么亦会有阴虚体质的出现。

阴虚体质是指当脏腑功能失调时，易出现体内阴液不足、阴虚生内热的证候，常表现为形体消瘦，两颧潮红，手足心热，潮热盗汗，心烦易怒，口干，头发、皮肤干枯，舌干红、少苔，甚至光滑无苔，多因燥热之邪外侵、过食温燥之品、忧思过度、房事不节、久病之后而发病。其发病倾向为易患虚劳、消渴、易激动、不寐，女性可出现月经过少甚至经闭，男性少精、血精等，耐冬不耐夏，不耐受暑、热、燥邪。

二、常见症状

阴虚亦是中医病证名，指由于阴液不足，不能滋润，不能制阳引起的一系列病理变化及证候。临床可见低热、手足心热、午后潮热、盗汗、口燥咽干、心烦失眠、头晕耳鸣、舌红少苔、脉细数等症，治以滋阴为主；若阴虚火旺者，宜养阴清热。阴虚严重者可导致亡阴证，症状为汗热而黏、呼吸短促、身畏热、手足温、躁妄不安、渴喜冷饮，或面色潮红、舌红而干、脉细数无力，此属阴液大量消耗而表现出的阴津枯涸的病变，为危重证候，应及时予以滋阴潜阳，防止阴阳离决。

根据阴虚的脏腑部位不同，常见以下病证，可供参考。

（一）心阴虚

心悸怔忡，失眠多梦，五心烦热，潮热盗汗，两颧发红，舌红少津，脉细数。

（二）肺阴虚

干咳无痰或痰少而黏，或痰中带血丝，咽喉干燥，声音嘶哑，形体消瘦，午后潮热，五心烦热，盗汗，颧红，舌红少津，脉细数。

（三）肝阴虚

头晕耳鸣，两目干涩，视物不明，面部烘热，胁肋灼痛，烦躁易怒，或见手足蠕动，舌红少津，脉弦细数。

（四）脾阴虚

消瘦乏力，纳呆不思食，食后腹胀，口燥唇干，五心烦热，大便干结，尿黄，舌红干苔少或光剥，脉细数或细涩。

（五）胃阴虚

胃脘隐痛，饥不欲食，口燥咽干，大便干结，或脘痞不舒，或干呕呃逆，舌红少津，脉细数。

（六）肾阴虚

腰酸腿软，头晕耳鸣，失眠多梦，健忘，男子阳强易举、遗精，女子经少经闭，或见崩漏，尿少，头发、皮肤干枯，舌红少津，少苔或无苔，脉细数。

三、典型舌象

典型的阴虚质舌象是舌红少苔。

四、调摄要点及代表汤方

　　阴虚体质之人应当注意固护阴津，夏季应避暑，秋冬宜养阴，不熬夜，不剧烈运动，尽量不在高温下工作。循《内经》"恬淡虚无""精神内守"之法，养成冷静沉着的习惯。对非原则性问题，少与人争。体育锻炼方面宜选动静结合项目，如太极拳、八段锦等。控制出汗量，及时补水。

　　饮食上可多食梨、百合、银耳、木瓜、菠菜、无花果、冰糖、茼蒿等甘凉滋润食物，忌食辛辣刺激性、温热香燥、煎炸炒爆的物品；少食过分温热燥热的食物，以免耗伤人体阴液，如辣椒、大蒜、韭菜、花椒、桂皮、干姜、丁香、羊肉、狗肉等。药膳炖汤可选用滋阴润燥之品如沙参、玉竹、麦冬、石斛、百合、生地、黄精等。

沙参玉竹花胶炖瘦肉

食材　　沙参10克｜玉竹10克｜花胶10克｜猪瘦肉100克｜生姜片3克

功效　　滋阴生津，补肾填精。

适宜人群　适用于阴津不足、肾精亏虚者，症见口干舌燥、五心烦热、腰膝酸软等，妇产科崩漏、带下、产后血晕、内膜过薄，男科少精、遗精、滑精等均可辨证选用。

营养方解　（1）沙参：味甘微苦，性微寒，归肺、胃经。养阴清肺，益胃生津。

　　　　　　（2）玉竹：味甘，性微寒，归肺、胃经。养阴润燥，生津止渴。

　　　　　　（3）花胶（鱼肚、鱼鳔）：味甘，性平，归肝、肾经。补肾益精，养血止血，息风。治肾虚滑精、产后风痉、吐血、血崩、痔疮。

　　　　　　（4）猪肉：味甘咸，性平，归脾、胃、肾经。补肾滋阴，润燥，益气养血，消肿。

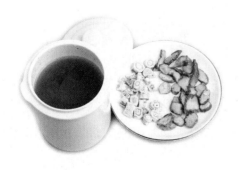

制作要点

　　将瘦肉切块飞水，洗净其他材料，然后置于炖盅，加清水300毫升，隔水炖2小时即成。

花旗参石斛炖水鸭

食材   花旗参5克 | 石斛5克 | 水鸭150克 | 生姜片3克

功效   补气养阴，益胃生津，养肝明目。

适宜人群 适用于气阴不足、虚热内扰者，症见五心烦热、眠差口干、午后潮热、盗汗等；女性月经量少色红、男性少弱精等均可辨证选用。

营养方解 （1）花旗参：味苦，微甘，性寒，归心、肺、肾经。益气养阴，清火生津。
（2）石斛：味甘，性微寒，归胃、肾经。养阴清热，益胃生津，补肾养肝明目，强筋骨。
（3）水鸭：味甘，性凉，归脾、胃、肾经。补中益气，消食和胃，滋阴解毒。

制作要点

将水鸭去毛处理好，切块飞水，花旗参洗净切片，再与拣去杂质洗净的石斛、生姜片一同放入炖盅内，加水300毫升，隔水炖2小时即成。

海参百合炖瘦肉

食材   鲜海参30克 | 鲜百合15克 | 瘦肉100克 | 生姜片3克

功效   养阴清热，润燥安神。

适宜人群 适用于阴虚内热者，症见失眠多梦、夜卧不宁、口干舌燥、烦渴气短、干咳无痰甚或咯血等；妇女月经量少、崩漏失血、阴道干涩等均可辨证选用。

营养方解 （1）海参：味甘、咸，性平，归肾、肺经。有补肾益精、养血润燥、止血之功效。
（2）百合：味甘，性微寒，归肺、心经。养阴润肺止咳，清心安神。
（3）猪肉：味甘、咸，性平，归脾、胃、肾经。补肾滋阴，润燥，益气养血，消肿。

制作要点

将干海参泡发，洗净切块，葱姜水飞水备用。瘦肉飞水，再与洗净的百合、姜片及海参一起加入炖盅内，加清水300毫升，隔水炖2小时即可。

痰湿质汤方

一、基本概念

痰湿体质是指人体脏腑功能失调，易引起气血津液运化失调，水湿停聚，聚湿成痰而成痰湿内蕴表现，常表现为体形肥胖，腹部肥满，胸闷，痰多，容易困倦，身重不爽，舌体胖大，舌苔白腻，多因寒湿侵袭、饮食不节、先天禀赋、年老久病、缺乏运动而发病，常随痰湿留滞部位不同而出现不同的症状，其发病倾向为易患消渴、中风、胸痹等，对梅雨及湿重环境适应力差。此种体质者多伴有脾胃功能失调、内分泌失调等。带下病、白浊、膏淋、多囊卵巢综合征等疾病多见此种体质。

二、常见症状

痰湿亦是中医病证名，既为病理产物，又为病因，多由饮食不当或疾病困扰而导致。这里的"痰"并非只是一般概念中的从呼吸道吐出的痰，而是指人体水液异常积留于脏腑或四肢，是病理性的产物。"湿"也分为内湿和外湿，外湿指受所居处的环境影响，外感湿浊之邪，影响人体而致病；内湿是因饮食不节，如酗酒或过食生冷之品、饮料等，使人体脏腑运化失宜，对水液在体内的流动失控，以致水液停聚而形成内湿。

根据痰湿困阻的部位不同，常见以下病证，可供参考。

（一）痰湿蕴肺

咳嗽反复发作，痰多黏腻或稠厚成块，色白易咯，进甘甜油腻食物加重，甚则气喘痰鸣，舌苔白腻，脉濡滑。

（二）痰湿困脾

腹部痞塞不舒，进食尤甚，胸闷，头晕目眩，身重困倦，肢体浮肿，恶心呕吐，胃纳呆滞，面色晦黄或肌肤面目发黄，口淡不渴，大便不实，舌苔厚腻，脉沉滑。

（三）痰迷心窍

头重昏蒙，面色晦滞，胸闷恶心，呕吐痰涎，食少睡多困乏，甚则昏不知人，舌苔厚腻，脉沉滑。

三、典型舌象

典型的痰湿质舌象是舌体胖大，舌苔白腻。

四、调摄要点及代表汤方

痰湿体质之人，起居应远离潮湿，阴雨季避湿邪侵袭；多参加户外活动，穿透气易散汗的衣服，常晒太阳。应长期坚持锻炼，活动量应逐渐增强，让疏松的皮肉逐渐坚固致密。

饮食上少食甜黏油腻，少喝酒，勿过饱，冷饮、糖水、甜品等不宜食。多食健脾利湿、化痰祛湿的清淡食物，如白萝卜、葱、姜、赤小豆等。《金匮要略》云"病痰饮者，当以温药和之"，故药膳炖汤可选兼有燥湿化痰之效的陈皮、茯苓等。

扁豆苡仁炖鸡脚

食材　　扁豆10克｜薏苡仁10克｜茯苓6克｜鸡脚100克｜生姜片3克

功效　　祛湿健脾。

适宜人群　适用于脾虚湿重者，症见大便泄泻、倦怠乏力、身重脚肿、筋骨不舒、脘闷纳呆等。

营养方解　（1）扁豆：味甘，性微温，归脾、胃经。健脾化湿，和中消暑，解毒。
　　　　　　（2）薏苡仁：味甘、淡，性微寒，归脾、胃、肺经。利水渗湿，健脾止泻，清热排脓，除痹。
　　　　　　（3）茯苓：味甘、淡，性平，归心、脾、肾经。利水渗湿，健脾安神。
　　　　　　（4）鸡脚：味甘，性温，归脾、胃经。温中益气，补精填髓，暖胃而强筋骨，疏风利湿、活血舒筋之效以鸡脚为最。

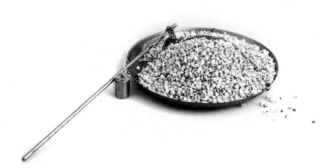

> **制作要点**
>
> 　　将鸡脚去衣洗净飞水，再与洗净的药材一起放进炖盅内，加清水300毫升，隔水炖2小时调味后服用。

陈皮茯苓炖鹧鸪

食材　陈皮5克 | 茯苓8克 | 浙贝3克 | 鹧鸪100克 | 生姜片3克

功效　化痰止咳。

适宜人群　适用于痰湿内蕴者，症见咳嗽痰多、色白而稀容易咯出、胸膈满闷、气喘痰鸣等。

营养方解　（1）陈皮：味辛、苦，性温，归脾、肺经。理气健脾，燥湿化痰。

（2）茯苓：味甘、淡，性平，归心、脾、肾经。利水渗湿，健脾安神。

（3）浙贝：味苦，性寒，归肺、心经。清热散结，化痰止咳。

（4）鹧鸪：味甘，性温，归脾、胃、心经。滋养补虚、开胃化痰。

制作要点

将鹧鸪处理好洗净，加姜葱飞水除去腥味，与洗净的药材姜片加入炖盅内加清水300毫升，隔水炖2小时即可。

苓桂术甘炖牛腱

食材　茯苓10克 | 白术5克 | 桂皮2克 | 炙甘草2克 | 牛腱100克 | 生姜片3克

功效　温肺化饮，健脾化痰。

适宜人群　适用于痰饮互结者，症见胸胁支满、目眩心悸、短气而咳、脘腹痞满等。

营养方解　（1）茯苓：味甘、淡，性平，归心、脾、肾经。利水渗湿，健脾和胃，宁心安神。

（2）桂皮：味辛、甘，性温，归肺、心、膀胱经。发汗解肌，温经通脉，温阳化气。

（3）白术：味苦、甘，性温。补气健脾，燥湿利水，固表止汗，安胎。

（4）炙甘草：味甘，性温，归心、肺、脾、胃经。益气补中，祛痰止咳，缓急止痛，调和药性。

（5）牛腱：味甘，性平，归脾、胃经。补中益气，滋养脾胃，强健筋骨。

制作要点

把洗净的食材加入炖盅内加清水300毫升，隔水炖2小时即可。

苓桂术甘汤是《金匮要略》名方，为温肺化饮基本方，有温阳化饮、健脾利湿之功效，主治中阳不足之痰饮。

湿热质汤方

一、基本概念

所谓湿，即通常所说的水湿，有外湿和内湿的区分。外湿是由于气候潮湿、涉水淋雨或居室潮湿，使外来水湿入侵人体而引起；内湿是一种病理产物，常与消化功能有关。中医学认为脾有"运化水湿"的功能，若体虚消化不良或暴饮暴食，吃过多油腻、甜食，脾不能正常运化而使"水湿内停"；且脾虚的人也易招来外湿的入侵，外湿也常困阻脾胃使湿从内生，所以两者是既独立又关联的。

所谓热，则是一种热象。而湿热中的热是与湿同时存在的，或因岭南夏秋季节天热湿重，湿与热合并入侵人体，或因湿久留不除郁而化热，或因"阳热体质"而使湿"从阳化热"，因此，湿与热同时存在很常见。夏至后，岭南很多地区都进入了雨季，如果身体素质不够好，湿热邪气就会乘虚而入。夏季，当湿与热纠结在体内，就会表现出很多湿热方面的症状，这时如果不及时加以调理，就不仅是生疮长痘了，身体还会向病理转化，容易患皮肤、泌尿生殖、肝胆系统一类的疾病。

二、常见症状

湿热亦是中医病证名，属于致病因素，属于六淫风、寒、暑、湿、燥、火（热）中的两邪，是指湿热蕴结体内，脏腑经络运行受阻，可见全身湿热症状的病理变化。湿热证的常见临床表现为发热、身热不扬，头痛而重、身重而痛，口苦，胸痞，尿黄而短，舌质红，舌苔黄腻，脉濡数。湿热流注关节则谓湿热痹症，侵犯脏腑时，可出现脾胃湿热、肝胆湿热、膀胱湿热、肠道湿热等证。

根据湿热侵犯的部位不同，常见以下病证，可供参考。

（一）脾胃湿热

脘闷腹满，纳呆不食，恶心呕吐，大便溏稀，肢体困重，或面目肌肤发黄，色泽鲜明如橘子，皮肤发痒，或身热起伏，汗出热不解，尿黄短赤，脉濡数。

（二）肝胆湿热

胁肋部灼热胀痛，或有痞块，厌食腹胀，口苦泛恶，或发热怕冷交替，或身目发黄，男子或阴囊湿疹、瘙痒难忍或睾丸肿胀热痛，女子或带下黄稠、外阴瘙痒，舌红苔黄腻，脉弦数。

（三）大肠湿热

腹痛腹泻，甚至里急后重，泻下脓血便，或暴注下泄，肛门灼热、口渴，尿短黄，舌红苔黄腻，脉滑数。

（四）膀胱湿热

尿频尿急，尿道灼痛，尿黄赤短少，小腹胀闷，或伴有发热腰痛，或尿血，或尿有砂石，大便干，舌红苔黄腻，脉数。

（五）湿热肢痹

骨节及肢体烦疼，或关节红肿疼痛，或寒战身热、面目黄染、口干不欲饮，苔黄腻、舌质红，脉濡数或滑数。

三、典型舌象

典型的湿热质舌象是舌质偏红，舌苔黄腻或厚。

四、调摄要点及代表汤方

湿热体质之人，适宜居住于干燥通风的环境，不宜熬夜过劳，长夏应避暑湿、湿热侵袭。体育锻炼方面可循序渐进，维持中高等强度的锻炼，如中长跑、游泳、爬山、球类等，注意不要在闷热的环境里锻炼。

湿热体质的调养方式是平时注意饮食清淡，多吃甘寒、甘平的食物，如绿豆、苋菜、芹菜、黄瓜、冬瓜、藕等；少食辛温助热的食物，如辣椒、生姜、大葱、大蒜等；减少进食牛、羊、狗、鹅等温性肉类，另外也要适当减少食用海鲜；尽量避免火锅、麻辣烫、烹炸、烧烤等辛温燥热的制作方法；戒烟酒，戒肥甘厚味，戒甜食。水果方面则忌吃榴莲、荔枝、龙眼、芒果、菠萝等。药膳炖汤方面可多用祛湿健脾之品，如扁豆、茯苓、薏苡仁等，以及清热祛湿之品如茵陈、凉瓜、赤小豆、车前草、土茯苓等。

茵陈炖鲫鱼

食材　茵陈15克｜鲫鱼100克｜生姜片3克

功效　　　清热祛湿，养肝健脾。

适宜人群　适用于肝胆湿热者，症见口干口苦、口气稠秽、口舌生疮、头昏困重、肢体酸软、黄疸水肿、尿少、尿频、尿痛等。

营养方解　（1）茵陈：别名绵茵陈，所谓"三月茵陈四月蒿"，其多于春季采收，全国各地均有分布。自《神农本草经》以来，茵陈应用于临床、食疗过千年。味苦，性寒，归脾、胃、肝、胆经。有清利湿热、利胆退黄的功效。

（2）鲫鱼：味甘，性平，归脾、胃、大肠经。健脾和胃，利水消肿，通血脉。主治脾胃虚弱，纳少反胃，产后乳汁不行。

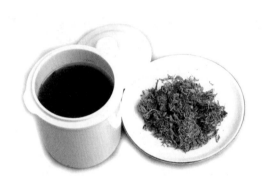

制作要点

　　鲫鱼洗净沥干，略煎至表皮微黄，茵陈洗净，用隔渣纱布袋装好，与洗净的生姜一起放进炖盅内，加清水300毫升，隔水炖2小时调味后服用。

凉瓜黄豆炖鲍鱼

食材　　　凉瓜15克｜黄豆10克｜鲜鲍鱼1只（连壳）｜生姜片3克

功效　　　清热祛湿，解毒明目。

适宜人群　适用于湿热者，症见暑症烦渴、目赤肿痛、视物模糊、口干口苦、尿急尿痛等；妇女闭经崩漏、带下臭秽、乳汁不足等亦可辨证选用。

营养方解　（1）凉瓜：味苦，性寒，归心、脾、肺经。祛暑清热，明目，解毒。

（2）黄豆：味甘，性平，归脾、胃、大肠经。宽中导滞，健脾利水，解毒消肿。

（3）鲍鱼：味甘、咸，性平。滋阴清热，益精明目，调经。主治阴虚内热、骨蒸劳热、肺虚咳嗽、大便燥结、淋病、妇女月经不调、崩漏带下、血枯经闭、乳汁不足等。

（4）鲍鱼壳：味咸，性寒，归肝经。平肝潜阳，清肝明目。

> **制作要点**
>
> 　　将凉瓜去瓤洗净切块，鲍鱼及壳冲洗干净，再与凉瓜、姜片一同放进炖盅内，加清水300毫升，隔水炖2小时即成。

车前草积雪草炖瘦肉

食材　车前草10克｜积雪草10克｜瘦肉100克｜生姜片3克

功效　清热祛湿。

适宜人群　适用于湿热者，症见头身困重、脘闷腹满、恶心厌食、大便溏稀、尿频尿急、尿短赤或色黄浊、涩少而痛等。

营养方解　（1）车前草：味甘，性寒，归肾、肝、肺经。清热利尿，明目降压，祛痰止咳。

（2）积雪草：味苦、辛，性凉，归肝、脾、肾、膀胱经。清热利湿，散瘀解毒。

（3）猪肉：味甘、咸，性平，归脾、胃、肾经。补肾滋阴，润燥，益气养血，消肿。

> **制作要点**
>
> 　　将洗净的药材、瘦肉、姜片加入炖盅内加清水300毫升，隔水炖2小时即可。

血瘀质汤方

一、基本概念

　　血瘀体质是指当人体脏腑功能失调时，易出现体内血液运行不畅或内出血不能消散而成瘀血内阻的体质，常表现为面色晦暗，皮肤粗糙呈褐色，色素沉着，或有紫斑，口唇暗淡，舌质青紫或有瘀点，脉细涩。多因七情不畅，寒冷侵袭，年老体虚、久病未愈等病因而发病，常随瘀血阻滞脏腑经络部位不同而出现不同的症状，其发病倾向为易患癥瘕、痛症及血证。

　　"痛则不通，通则不痛"，因此瘀血体质很容易产生各种以疼痛为主要表现的疾病，而且疼痛较为持久、位置固定，是刺痛、憋痛，比如偏头痛、痛经、胃痛、胸痹、痹证等，疼痛聚集、瘀滞时间久了还会生肿瘤包块，比如全身各种良性及恶性肿瘤。如果一个人体内的血液循环不好，还会带来很多外形的变化，比如说面色口唇比较晦暗，容易生色斑、留瘀印、生黑眼圈等。血瘀体质一旦得病，不及时正确治疗很容易转化成难治的慢性病。

二、常见症状

血瘀亦是中医辨证中的一种证型。血瘀证可见于很多种疾病，一般而论，凡离开经脉之血不能及时消散和瘀滞于某一处，或血流不畅，运行受阻，郁积于经脉或器官之内呈凝滞状态，都叫血瘀。

血瘀易致疼痛，疼痛如针刺刀割，痛有定处而拒按，常在夜间加剧。肿块在体表者，色呈青紫；在腹内者，坚硬按之不移，又称之为癥积。出血反复不止，色泽紫暗，或大便色黑如柏油。面色黧黑，肌肤甲错，口唇爪甲紫暗，或皮下紫斑，或肌肤微小血脉丝状如缕，或腹部青筋外露，或下肢青筋胀痛。妇女常见经闭、癥瘕。舌质紫暗，或见瘀斑瘀点，脉象细涩，总之以痛、紫、瘀、块、涩为特点。

根据瘀血积聚的部位不同，常见以下病证，可供参考。

（一）瘀阻于心

心悸怔忡，胸闷疼痛，痛引肩背内臂，痛如针刺，口唇青紫，舌质青紫或见瘀斑、瘀点，脉涩或结代。

（二）瘀阻于肺

胸痛咳嗽，气促，甚者喘息不能平卧，胸闷如塞，心悸不宁，舌质紫暗或瘀斑、瘀点，脉弦涩。

（三）瘀阻于肝

胁痛痞块，入夜尤甚，舌质紫暗或有瘀斑点，脉弦涩。

（四）瘀阻于胃

胃脘刺痛，按之痛甚，食后加剧或有包块，入夜尤甚，甚者便血或呕血，舌质瘀斑、瘀点，脉弦涩。

（五）瘀阻肢体

局部可见肿痛或青紫，或皮肤皲裂、肌肤甲错，舌质紫或瘀斑、瘀点，脉涩。

（六）瘀阻胞宫

少腹疼痛，月经不调，痛经，经色紫黑有块，舌质紫暗或瘀斑、瘀点，脉弦涩。

（七）瘀阻脑窍

眩晕，头痛经久不愈，刺痛，兼见健忘、失眠、心悸、耳鸣耳聋，舌质紫暗或瘀斑、瘀点，脉弦涩。

三、典型舌象

典型的血瘀质舌象是舌尖或舌边有瘀点，舌底脉络瘀紫增粗。

四、调摄要点及代表汤方

血瘀体质之人，平时应培养乐观情绪，则气血和畅，有利血瘀改善，苦闷忧郁会加重血瘀。血得温则行，居所宜温不宜凉，冬季应防寒。作息规律，睡眠足够，不可过劳过逸，避免气虚血瘀、气滞血瘀。动则血脉流通，适当参加有益于心脏血脉的活动，如各种舞蹈、气功、保健操等。

饮食上可常食红糖、丝瓜、玫瑰花、月季花、桃仁等活血祛瘀的食物，酒可少量常饮，醋可适量吃，宜喝山楂粥、花生粥。药膳炖汤可以活血化瘀之品为主，如三七、丹参、川芎等。

蝎子三七炖瘦肉

食材　饲养生蝎子10克（约20只）｜三七5克｜丹参10克｜瘦肉150克｜姜片3克｜蜜枣2个

功效　活血化瘀止痛。

适宜人群　适用于瘀血内阻者，症见躯干或肢体疼痛、痛有定处，皮肤瘀斑瘀点甚或肌肤甲错，面色晦暗、舌暗或舌下脉络迂曲等；妇科患者如痛经、子宫内膜异位症、卵巢囊肿、子宫肌瘤、输卵管炎症、输卵管阻塞，男科患者如精索静脉曲张、慢性前列腺炎、睾丸炎等均可辨证选用。

营养方解　（1）蝎子：味辛，性平，归肝经。息风止痉，攻毒散结，通络止痛。

（2）三七：味甘，微苦，性温，归肝、胃经。散瘀止血，消肿定痛。

（3）丹参：味苦，微寒，归心、肝经。活血调经，凉血消痈，清心安神。

（4）猪瘦肉：味甘、咸，性平，归脾、胃、肾经。补肾滋阴，润燥，益气养血，消肿。

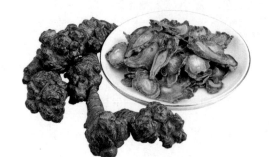

制作要点

　　将瘦肉冲洗干净切片，生蝎子飞水，再与拣去杂质洗净的三七、丹参、姜、枣放入炖盅内，加清水300毫升，隔水炖2小时即成。

花旗参石斛丹参炖鹌鹑

食材　　花旗参6克｜石斛3克｜丹参5克｜鹌鹑100克｜生姜片3克

功效　　益气养阴化瘀。

适宜人群　适用于瘀热内结、气阴不足者，症见疲倦乏力、五心烦热、心悸怔忡、胸闷腹痛、痛如针刺、口干舌燥、口唇青紫等。

营养方解　（1）花旗参：味苦，微甘，性寒，归心、肺、肾经。益气养阴，清火生津。
（2）石斛：味甘，性微寒，归胃、肾经。养阴清热，益胃生津，补肾养肝明目，强筋骨。
（3）丹参：味苦，微寒，归心、肝经。活血调经，凉血消痈，清心安神。
（4）鹌鹑：味甘，性平，归大肠、心、肝、脾、肺、肾经。补益五脏，清利湿热，强筋骨，止泻痢。

制作要点

　　鹌鹑去毛，切块飞水，与洗净的药材、姜片加入炖盅内加清水300毫升，隔水炖2小时即可。

黄芪当归三七炖乌鸡

食材　　黄芪15克｜当归10克｜三七3克｜乌鸡100克｜生姜片3克

功效　　益气养血化瘀。

适宜人群　适用于瘀血内结、气血虚寒者，症见乏力肢冷、面色萎黄或苍白、少腹疼痛、月经不调、痛经、经色紫黑有块等。

营养方解　（1）黄芪：味甘，性微温，归脾、肺经。补气升阳，益卫固表，利水消肿，托疮生肌。

（2）当归：味甘、辛，性温，归肝、心、脾经。补血，活血，调经，止痛，润肠。

（3）三七：味甘、微苦，性温，归肝、胃经。散瘀止血，消肿定痛。

（4）乌鸡：味甘，性温，归肝、肾、肺经。补肝益肾，补气养血，养阴退虚热。

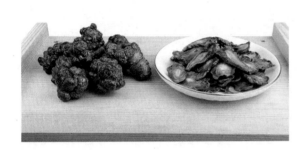

制作要点

将乌鸡切块飞水，与洗净的药材、姜片加入炖盅内加清水300毫升，隔水炖2小时即可。

气郁质汤方

一、基本概念

"气"是力量、是动力，要有足够的气力，同时气在发挥作用时还一定要畅通无阻，无障碍、无阻滞。在人体，气的基本运行形式是升降出入，就是清气上升，浊气下降，阳气发散，阴精收藏。这个过程一定要顺畅，人才能周身通泰。

气郁体质是由于长期情志不畅、气机郁滞而形成的，以性格内向不稳定、忧郁脆弱、敏感多疑为主要表现的体质状态。处于这种体质状态者，多见于中青年，以女性多见，性格多孤僻内向，易多愁善感，心胸狭隘。气郁体质者的发病以肝为主，兼及心、胃、大肠、小肠。易伤情志及饮食，易产生气机不畅，如郁病、失眠、梅核气、惊恐等，现代研究此类体质易长包块，甚至发生肿瘤，尤其多见于女性，若有甲状腺囊肿、结节、乳腺增生、乳腺纤维瘤、卵巢囊肿、子宫肌瘤等都应考虑气郁体质的存在并注意调节情绪。

二、常见症状

气郁一词出自《素问·六元正纪大论》，多因情志不舒、气机郁结所致。《丹溪心法·六郁》："气郁者，胸胁痛，脉沉涩。"《证治汇补·郁证章》："气郁，胸满胁痛，噫气腹胀。"治宜行气解郁。

气郁常见的症状为胁肋或少腹胀闷窜痛，胸闷善太息，情志抑郁易怒，或咽部如有物阻，或颈部瘿瘤，或癥块，妇女可见乳胀胀痛、硬结，月经不调甚至闭经，痛经、癥瘕。

三、典型舌象

典型的气郁质舌象是舌体前部较瘦小，舌边尖红。

四、调摄要点及代表汤方

气郁体质的人调养的总原则是调节情绪，疏通气机。平素应该多参加社会活动、集体文娱活动；常看喜剧、滑稽剧以及富有鼓励和激励意义的电影、电视，勿看悲剧、苦剧；多听轻快、明朗、激越的音乐，以提高情志；多读积极的、鼓励的、富有乐趣的、展现美好生活前景的书籍，以培养开朗、豁达的性格；居室应保持安静，禁止喧哗，光线宜暗，避免强烈光线刺激。注意劳逸结合，早睡早起，保证有充足的睡眠时间。

饮食上，气郁体质具有气机郁结而不舒畅的潜在倾向，应选用具有理气解郁、调理脾胃功能的食物，如佛手、小麦、荞麦、高粱、萝卜、洋葱、菊花、玫瑰、茉莉花、香橼、橙子等，少食收敛酸涩之物，如乌梅、南瓜、泡菜、石榴、青梅、杨梅、草莓、杨桃、酸枣、李子、柠檬等。亦不可多食冰冷食品，如雪糕、冰激凌、冰冻饮料，可少量饮酒，以活动血脉，提高情绪，但不可过量。

佛手石斛炖瘦肉

食材　佛手5克 | 石斛5克 | 瘦肉100克 | 生姜片3克

功效　疏肝解郁，行气养阴。

适宜人群　适用于肝郁气滞者，症见胸闷胁痛、食欲不振、嗳气呕吐等，对兼胃液缺乏、烦渴、干呕、舌干而红或光剥无苔等胃阴不足者更佳。

营养方解　（1）佛手：味辛、苦，性温，归肝、脾、胃、肺经。具疏肝解郁、理气和中、燥湿化痰、止呕消胀等多种功效；对一般人的消化不良、胸腹胀闷有显著的疗效。
（2）石斛：味甘，性微寒，归胃、肾经。养阴清热，益胃生津，补肾养肝明目，强筋骨。
（3）猪肉：味甘、咸，性平，归脾、胃、肾经。补肾滋阴，润燥，益气养血，消肿。

佛手配石斛可解郁养阴，于行气中不伤阴，于益阴中不滞气，顺合肝脏"体阴而用阳"之特性，且药性平和，适合调理体质之用。

> **制作要点**
>
> 将猪瘦肉冲洗干净切块飞水，与洗净的佛手、石斛、姜片放入炖盅内加水300毫升，隔水炖2小时即可。

木耳玫瑰花炖兔肉

食材 黑木耳5克（泡发）｜玫瑰花5克｜兔肉100克｜生姜片3克｜蜜枣1个

功效 疏肝解郁，行气化瘀。

适宜人群 适用于肝气郁结、血行不畅者，症见精神抑郁、寡言少欢、胸胁胀满、胃胀呃逆、叹息嗳气，或黄褐斑、雀斑、月经不调、性功能障碍等。

营养方解 （1）黑木耳：味甘，性平，归肺、脾、大肠、肝经。补气养血，润肺止咳，化瘀止血，降血压抗癌。

（2）玫瑰花：味甘，微苦，性温，归肝、胃经。行气解郁，活血止痛。《本草再新》云"舒肝胆之郁气、健脾降火，治腹中冷痛、胃脘积寒，兼能破血"，可治肝胃气痛、新久风痹、吐血咯血、月经不调、乳痈等。

（3）兔肉：味甘，性寒，归脾、肝、大肠经。健脾补中，凉血解毒。

（4）蜜枣：味甘，性平，归脾、胃经。补血、健胃、益肺，加之能使汤更清甜。

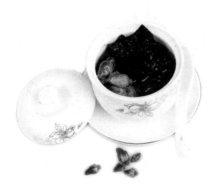

> **制作要点**
>
> 将兔肉洗净切块飞水，再与拣去杂质洗净的木耳、玫瑰花、姜、枣一起放入炖盅内，加清水300毫升，隔水炖2小时即成。

参七王不留行炖鹌鹑

食材　红参3克 ┃ 三七3克 ┃ 王不留行10克 ┃ 鹌鹑100克 ┃ 生姜片3克 ┃ 蜜枣1个

功效　益气解郁，化瘀止痛。

适宜人群　适用于肝郁气结者，症见胸胁或小腹胀闷窜痛，乳房作胀疼痛，特别月经前，或合并痛经、月经不调，甚则闭经者。

营养方解　（1）红参：味甘、微苦，性微温，归心、肺、脾经。大补元气，补脾益肺，生津，安神益智。

（2）三七：味甘、微苦，性温，归肝、胃经。散瘀止血，消肿定痛。

（3）王不留行：味苦，性平，归肝、胃经。活血通经，下乳，消痈，利水通淋。

（4）鹌鹑：味甘，性平，归大肠、心、肝、脾、肺、肾经。补益五脏，清利湿热，强筋骨，止泻痢。

制作要点

　　将鹌鹑去毛、洗净切块飞水，再与拣去杂质洗净的药材一起放入炖盅内，加清水300毫升，隔水炖2小时即成。

特禀质汤方

一、基本概念

　　特禀体质之人最常见的为过敏体质，主要是因为肺气不足，肌表抵御外邪的能力减退，易被外邪侵袭。该体质特点人群以正气虚为主，患病易夹风、夹湿、夹热，常呈现出本虚标实的证候。通过调补脾、肺之气，培补人体正气，增强抵御外邪能力；通过养血使人体气血充足，消除已侵入人体内的外邪。

二、常见症状

　　特禀体质有多种表现，有的人经常无原因的鼻塞、打喷嚏、流鼻涕，容易患哮喘，易对药物、食物、气味、花粉、日光过敏；有的人皮肤容易起荨麻疹，皮肤常因过敏出现紫红色瘀点、瘀斑。对环境气候变化适应能力差，易引发宿疾。

三、典型舌象

特禀体质舌象多为花剥苔，仅少量舌苔斑驳存在。

四、调摄要点及代表汤方

特禀体质情况更复杂，要根据相关症状特征予以调养。药膳调理以益卫气、祛湿热、防过敏等为主。

玉屏风炖水鸭

食材　　黄芪15克｜白术5克｜防风5克｜水鸭100克｜生姜片3克

功效　　益气固表止汗。

适宜人群　适用于特禀体质者，症见表虚自汗，汗出恶风，面色㿠白，舌淡苔薄白或见花剥苔，脉浮虚。亦治虚人腠理不固，易感风邪。临床常用于治疗过敏性鼻炎、上呼吸道感染属表虚不固而外感风邪者，以及肾小球肾炎易于伤风感冒而致病情反复者。

营养方解　（1）黄芪：味甘，性微温，归脾、肺经。补气升阳，益卫固表，利水消肿，托疮生肌。
（2）白术：味苦、甘，性温，归脾、胃经。补气健脾，燥湿利水，固表止汗，安胎。
（3）防风：味辛，甘，微温，归膀胱、肝、脾经。祛风解表，胜湿止痛，止痉。
（4）水鸭：味甘，性凉，归脾、胃、肾经。补中益气，消食和胃，滋阴解毒。

"玉屏风散"为古代益气固表止汗之代表方，用之入汤能固表止汗、抗过敏。

> **制作要点**
>
> 将洗净的食材、姜片加入炖盅内加清水300毫升，隔水炖2小时即可。

土茯苓生地炖草龟

食材　　土茯苓30克｜生地30克｜草龟100克｜瘦肉50克｜生姜片3克

功效　清热祛湿，抗敏止痒。

适宜人群　适用于特禀体质易长疮疡湿疹者，症见痤疮色紫红或紫暗有脓，皮肤油腻，口干喜饮，肢体困重乏力，小便黄赤，舌红或绛苔厚腻等。

禁忌证　如有体弱气虚、畏寒肢冷、喜热饮、腹胀满、大便溏等脾胃虚寒者不宜服用。

营养方解　（1）土茯苓：味甘、淡，性平，入胃、肝经。利湿、解毒之效显著。常用治湿热疮毒之证。

（2）生地：味甘、苦，性寒，归心、肝、肾经。清热凉血，养阴生津。常与土茯苓同用治疗湿热型疾患。

（3）龟：味甘、咸，性平，入肺、肾经。滋阴潜阳，养血补心。配以上药材可用治热入营血、湿热并重之证。

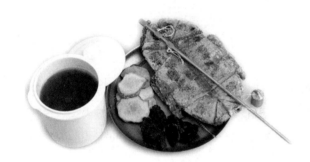

制作要点

将龟原只洗净飞水，去内脏，切块，瘦肉洗净，切块飞水，与洗净的土茯苓、生地、姜片放入炖盅内，加清水300毫升，隔水炖2小时即成。

乌梅三豆汤

食材　红豆30克｜黑豆30克｜绿豆30克｜乌梅40克｜冰糖适量

功效　可润养肝木，止疏泄，益阴，益津液，清热解毒，健脾滋肾。

适宜人群　易过敏人群。

营养方解　（1）乌梅：味酸、涩，性平，归肝、脾、肺、大肠经。敛肺止咳，涩肠止泻，生津止咳，安蛔止痛。

（2）红豆：味辛、苦，性平，归肺、膀胱经。生津，润肺，清热，利尿。

（3）黑豆：味甘，性平，归脾、肾经。健脾宽中，益肾养血，解毒。用于肾虚阴亏、服药中毒或饮酒过多等。

（4）绿豆：味甘，性寒，归心、肝、胃经。清热消暑，利水，解毒。

（5）冰糖：味甘，性平，归脾、肺二经。补中益气，和胃润肺，止咳嗽，化痰涎。

> **制作要点**
>
> 　　乌梅、红豆、黑豆、绿豆洗净，放入砂锅中，加适量清水，大火烧开，转小火煮至豆子软烂，放入冰糖煮化即可食用。

平和质汤方

一、基本概念

　　平和体质是一种身体和谐、自稳能力强的体质。有这种体质的人，脏腑、气血很和谐，七情适度，多数生在长寿家族。平和体质通常表现为情绪稳定，生活规律，体重波动小等；得病少，对于环境和气候的变化适应能力比较强；生病以后，对治疗的反应敏感，容易治愈，自我康复能力强。

二、常见症状

　　面色、肤色润泽，头发稠密有光泽，目光有神，鼻色明润，嗅觉通利，味觉正常，唇色红润，精力充沛，不易疲劳，耐受寒热，睡眠安和，胃口良好，二便正常，舌色淡红，苔薄白，脉和有神。

三、典型舌象

　　典型的平和质舌象是舌质淡红，苔薄白。

四、调摄要点及代表汤方

　　平和体质之人，养生保健适宜饮食调理，不宜盲目进补，因为平和之人阴阳平和，如果乱用药物补益反而容易破坏阴阳平衡。对于饮食调理，首先要"谨和五味"。饮食应清淡均衡，不宜有偏嗜，若五味偏嗜会破坏身体的平衡状态。过酸伤脾，过咸伤心，过甜伤肾，过辛伤肝，过苦伤肺。

　　其次，在维持自身阴阳平衡的同时，平和体质的人还应该注意自然界的四时阴阳变化，顺应此变化，以保持自身与自然界的整体阴阳平衡。平和体质之人炖汤可参考四季汤方，或以适度的调理脾胃为主。

谷芽麦芽炖鸭胗

食材　谷芽30克｜麦芽30克｜鸭胗100克｜生姜片3克

功效　开胃消滞。

适宜人群　平和体质可用，兼见胃纳不佳、饮食积滞者尤宜。

营养方解　（1）谷芽：味甘，性平，归脾、胃经。消食健胃。
（2）麦芽：味甘，性平，归脾、胃、肝经。消食和中，回乳消胀，疏肝。
（3）鸭胗：即鸭的肌胃，广东俗语称为"鸭肾"。味甘，性温，归脾、胃经。健脾消滞，养胃生津。营养成分有碳水化合物、蛋白质、脂肪、烟酸、维生素C、维生素E和钙、镁、铁、钾、磷、钠、硒等矿物质。

> **制作要点**
>
> 　将鸭胗洗净飞水、切开，与药材、姜片加入炖盅内加清水300毫升，隔水炖2小时即可。

淮山芡实炖瘦肉

食材　淮山10克｜芡实10克｜猪瘦肉100克｜生姜片3克

功效　健脾祛湿。

适宜人群　平和体质可用，兼见大便溏泻者尤宜。

营养方解　（1）淮山：味甘，性平，归脾、肺、肾经。益气养阴，补脾肺肾，固精止带。
（2）芡实：味甘、涩，性平，归脾、肾经。补脾止泻，益肾固精，除湿止带。
（3）猪肉：味甘、咸，性平，归脾、胃、肾经。补肾滋阴，润燥，益气养血，消肿。

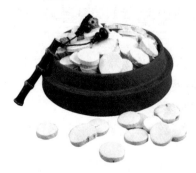

> **制作要点**
>
> 　瘦肉洗净切块飞水，与洗净的药材、姜片一起加入炖盅内加清水300毫升，隔水炖2小时即可。

百合莲子炖瘦肉

食材　百合10克 | 莲子10克 | 猪瘦肉100克 | 生姜片3克

功效　健脾补肾养心。

适宜人群　平和体质可用，兼见干咳、失眠者尤宜。

营养方解　（1）百合：味甘，性微寒，归肺、心经。养阴润肺止咳，清心安神。

（2）莲子：味甘、涩，性平，归脾、肾、心经。补脾止泻，固涩止带，益肾固精，养心安神。

（3）猪肉：味甘、咸，性平，归脾、胃、肾经。补肾滋阴，润燥，益气养血，消肿。

制作要点

瘦肉洗净切块飞水，与洗净的药材、姜片一起加入炖盅内加清水300毫升，隔水炖2小时即可。

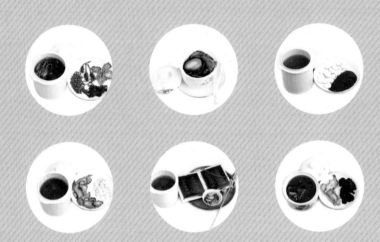

第三部分

不孕不育症
辨证食疗方

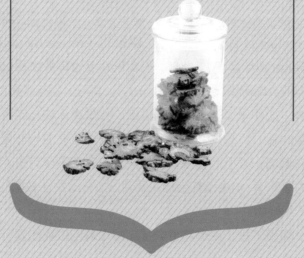

卵巢性不孕症食疗验方

疾病概述

卵巢性不孕（ovarian infertility）是不孕症的一个重要原因，占不孕症的15%～25%，近年有增加趋势，主要包括卵巢先天性发育异常、卵巢功能性障碍、卵巢器质性疾病和卵巢位置异常。

卵巢先天性发育异常：常见的有性腺发育不全综合征（Turner）、47，XXX 综合征、真性两性畸形、睾丸女性化，多伴有染色体异常，卵巢多为幼稚型，或仅有一痕迹，或缺如，卵巢皮质内无卵泡存在，多表现为原发性闭经或原发性卵巢功能不全（primary ovarian insufficiency，POI）并伴有其他遗传性疾病典型征象。

卵巢功能性障碍：表现为排卵障碍或稀发排卵，是无排卵性不孕的常见原因，占50%～70%。常见的疾病有多囊卵巢综合征（polycystic ovariansyndrome，PCOS）、卵巢早衰（premature ovarian failure，POF）、未破裂卵泡黄素化综合征（luteinized unrupturedfollicles syndrome，LUFS）、卵巢不敏感综合征（insensitive ovarian syndrome，IOS）[即卵巢对抗性综合征（resistant ovarian syndrome，ROS），或称之为Savage综合征]。此外，妇女长期接触有害物质（如苯中毒或铅中毒）或辐射等损害卵巢组织，均可引起排卵障碍。

卵巢器质性疾病：如卵巢型子宫内膜异位症、卵巢炎（幼儿或青少年期腮腺炎可并发卵巢炎）、卵巢肿瘤等。卵巢炎引起的不孕症可分为结核性与非结核性的，结核性卵巢炎也有逐年增加的趋势，须引起重视。卵巢囊肿有时与不孕有关，如盆腔子宫内膜异位囊肿（卵巢巧克力囊肿）；与生殖细胞相关囊肿，如分泌女性激素的颗粒细胞囊肿，分泌男性激素的睾丸母细胞瘤。

卵巢位置异常：卵巢下垂，使输卵管伞端与卵巢解剖位置改变，影响卵子进入输卵管而致不孕。

中医辨证分型

中医学认为，卵巢性不孕病因复杂，临床上根据患者的初潮年龄及禀赋情况，结合月经的期、量、色、质以辨虚实。虚者宜温肾填精，补益冲任，实者宜疏肝解郁，使气血调和，月经有常，则能摄精成孕。临床上又可分为以下几个证型：脾虚型、肾虚型、血虚型、湿热型、血瘀型、肝郁型、痰湿型。

♦ 脾虚型

婚后久不孕，闭经，月经过多，面色萎黄，腹胀纳少，食后胀甚，肢体倦怠，神疲乏力，少气懒言，水肿、带下、四肢逆冷，舌淡，苔白，边有齿印，脉细。

♦ 肾虚型

婚后久不孕，月经周期延后，量少色淡，面色晦暗，腰酸腿软，性欲低下，小便清长，舌淡，苔白，脉沉迟。

♦ 血虚型

婚后久不孕，月经先后不定期，量少色淡，面色萎黄，形体衰弱，头昏目眩，舌淡，苔薄，脉沉细。

♦ 湿热型

婚后久不孕，形体肥胖，月经周期延后，甚则经闭，带下量多，质黏稠，面色红赤，恶心泛呕，舌红，苔黄腻，脉滑数。

♦ 血瘀型

婚后久不孕，月经后期，量偏少，色紫黑，有血块，经血排泄不畅，少腹疼痛，舌暗，有瘀点，苔薄白，舌下静脉曲张，脉沉细或细弦。

♦ 肝郁型

婚后久不孕，经期先后不定，经来腹痛，行而不畅，量少色暗，有血块，经前乳房胀痛，精神抑郁，郁久化热则烦躁易怒，舌质红，苔薄白，脉弦。

♦ 痰湿型

婚后久不孕，月经周期延后，闭经，量少色暗，体形肥胖，四肢浮肿，手足冰凉，胸闷，痰多，容易困倦，关节酸痛、肌肤麻木、肠胃不适、身重如裹，舌体胖大，苔白腻，舌边有齿印，脉濡而滑。

卵巢性不孕症的沈氏中医综合疗法

不孕症病因多端，病机复杂，肾虚是主要因素，肾藏精，主生殖，为先天之本，肾藏元阴元阳，为人体生长发育之根，脏腑功能活动之本，人之发育衰退同肾关系密切，肾多虚症，临床上不孕症多与肾虚有关。《内经·上古天真论》云："女子七岁，肾气盛，齿更发长；二七而天癸至，任脉通，太冲脉盛，月事以时下，故有子；二八，肾气盛，天癸至，精气溢泻，阴阳和，故能有子；…… 八八天癸竭，精少肾脏衰……而无子。"可见肾脏的盛衰是有无子的主要原因，补肾是治疗不孕症的根本大法。补肾能促进卵泡发育和排卵，并恢复低雌激素水平。中医学理论认为"肾为先天之本，脾为后天之本"，因此调理脾胃也是中医理论一大重点，脾胃功能恢复正常，后天之本强盛，气血生化旺盛，正气充足，邪气自然随之而退。

沈氏经过多年临床实践，形成了"三步六法十八方"中医综合疗法。在辨证施治的原则指导下，采用中药内服、穴位贴敷（外敷陈术健脾膏健脾祛湿、双柏散瘀膏活血化瘀）、药膳辅助的"三管齐下"的治疗方法。治疗过程中需分清标本缓急，主次轻重，协调好比例各个击破或综合调治，有的放矢，同时还应该注意患者心理调节，生活起居，饮食宜忌。沈氏认为食物是生命功能的物质基础，故治疗中总会为每一位就诊患者开具药膳食疗汤方，以提高临床疗效。

主要汤方介绍

基础方：鹿茸龟胶炖瘦肉

食材　鹿茸2克｜龟胶5克｜瘦肉100克｜生姜片3克

功效　补肾壮阳，滋阴养血，固崩止带。

适宜人群　头晕耳鸣，四肢冷，腰膝酸软，神疲乏力，面色萎黄，眩晕心悸，带下量多清稀，小便清长者。尤其适合肾阳不足、精血亏虚所致的不孕不育、崩漏、带下病、阳痿早泄等。

禁忌证　低热、盗汗、手足心发热、口燥咽干、两颧潮红的阴虚体质者，以及患有高血压、冠心病、肝肾疾病、各种发热性疾病、出血性疾病的患者，均不宜服用。

营养方解　（1）鹿茸：性温，味甘、咸，归肾、肝经。含有磷脂、糖脂、胶脂、雄性激素、卵泡激素、脂肪酸、氨基酸、蛋白质及钙、磷、镁、钠等成分，其中氨基酸成分占总成分的一半以上，具有壮肾阳、益精血、强筋骨、固崩止带、振奋和提高身体功能的功效，对全身虚弱、久病之后患者有较好的强身作用。
（2）龟胶：味甘、咸，性寒，归肝、肾、心经。滋阴潜阳，益肾健骨，固经止血，养血补心。

（3）猪肉：味甘、咸，性平，归脾、胃、肾经。可补虚健脾，滋阴润燥。汤在炖制过程中瘦肉的蛋白质充分降解，降解的水溶性含氮物质大量转移到汤汁中，使非蛋白氮、游离氨基酸、风味呈化物不断提高，形成目测清澈、微微泛黄、入口鲜甜的靓汤，沁人心肺。

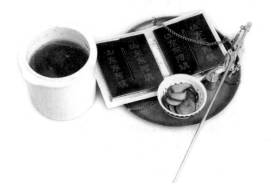

制作要点

将瘦肉冲洗干净切块飞水，龟胶打碎或打粉，与洗净的鹿茸、生姜一起放入炖盅内，加300毫升清水，隔水炖2小时，据口味调盐即可。

脾虚型：党参白术茯苓炖牛腱

食材 党参10克｜白术5克｜茯苓10克｜牛腱150克｜生姜片3克

功效 补中益气，健脾祛湿。

适宜人群 嗳气食少，腹胀泄泻，疲倦懒言，四肢不温，浮肿多汗，带下量多色白者。尤其适合脾气虚所致的不孕不育、胎动不安、滑胎、带下病、遗精等。

禁忌证 阴虚燥渴、气滞胀闷者忌服。

营养方解 （1）党参：味甘，性平，归脾、肺经。具有补中益气、止渴、健脾益肺、养血生津的功效。
（2）白术：味苦、甘，性温，归脾、胃经。具有健脾燥湿、利水、安胎功效。
（3）茯苓：味甘、淡，性平，归心、脾、肾经。利水渗湿，健脾和胃，宁心安神。
（4）牛腱：味甘，性温，归脾、胃经。具有补中益气、滋养脾胃、强健筋骨的功效。

制作要点

将牛腱洗净切块飞水，与洗净的药材、生姜一起放入炖盅内，注入300毫升清水，隔水炖2小时，据口味调盐即可。

肾虚型：淮山元肉炖羊胎盘

食材　淮山10克 | 元肉3克 | 羊胎盘50克 | 瘦肉100克 | 生姜片3克

功效　温肾助阳，补益精血。

适宜人群　头晕目眩、健忘耳鸣、腰膝酸软、失眠多梦者。尤其适用于肾阳不足、精血亏虚所致的不孕不育、月经量少、遗精等。

营养方解　（1）淮山：味甘，性平，归脾、肺、肾经。益气养阴，补脾肺肾，固精止带。
（2）元肉：味甘，性温，归心、脾经。补益心脾，养血安神。
（3）羊胎盘：味甘，性热，归脾、肾经。温肾补精，益气养血。

制作要点

羊胎盘洗净切块，伴葱姜下锅略炒至微黄，锅中加入500毫升清水煮沸至汤水呈奶白色，把羊胎盘连同约300毫升汤水放入炖盅内，加入已经飞水的瘦肉及洗净的药材，隔水炖2小时即可。

血虚型：四物汤炖乌鸡

食材　当归10克 | 川芎10克 | 熟地10克 | 白芍10克 | 乌鸡150克 | 黄酒50克

功效　补血养血，调经化瘀。

适宜人群　月经量少色淡，经期或经后下腹隐痛，面色萎黄，头晕心悸，爪甲苍白，手脚冷者。尤其适合气血两虚、血行不畅所致的不孕不育、痛经、月经不调等。

禁忌证　脾胃虚弱、易腹泻、热性体质、炎症期慎用。

营养方解　（1）当归：味辛、甘，性温，归肝、心、脾经。补血活血，调经止痛，润燥滑肠。
（2）川芎：味辛，性温，归肝、胆、心包经。活血行气，祛风止痛。
（3）白芍：味苦、酸、甘，性微寒，归肝、脾经。平肝止痛，养血调经，敛阴止汗。

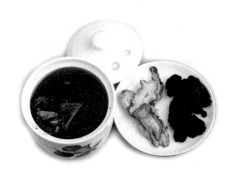

（4）熟地黄：味甘，性微温，归肝、肾经。补血滋阴，益精填髓。

（5）黄酒：味甘，性温，归心、肝、肺、胃经。活血通络，温经止痛，益气补血。

（6）乌鸡：味甘，性平，归肝、肾、肺经。补肝益肾，补气养血，养阴退虚热。

> **制作要点**
>
> 乌鸡洗净，切块飞水，与洗净的药材一起放入炖盅，倒入黄酒，加300毫升清水，隔水炖2小时即可。据口味调盐。

湿热型：土茯苓绿豆茵陈炖水鸭

食材　土茯苓15克｜绿豆10克｜茵陈15克｜水鸭100克｜生姜片3克

功效　清热祛湿，凉血解毒。

适宜人群　肢体困重乏力，恶心欲呕，面色红赤，皮肤油腻，湿疮瘙痒，小便黄赤。尤其适用于湿热所致的不孕不育、月经失调、带下病等。

禁忌证　体弱气虚、畏寒肢冷、喜热饮、腹胀满、大便溏等脾胃虚寒者不宜服用。

营养方解　（1）土茯苓：味甘、淡，性平，归肝、胃经。解毒，除湿，通利关节。

（2）绿豆：味甘，性寒，归心、肾经。解暑生津，清热解毒，利水消肿。

（3）茵陈：味苦，性寒，归脾、胃、肝、胆经。清利湿热，利胆退黄。

（4）水鸭：味甘，性凉，归脾、胃、肾经。补中益气，消食和胃，滋阴解毒。

> **制作要点**
>
> 将水鸭去内脏，洗净，切块飞水，再与洗净药材和生姜片3克放入炖盅内，加清水300毫升，隔水炖2小时后调味服用。

血瘀型：川芎三七木耳炖瘦肉

食材　川芎10克｜三七3克｜黑木耳5克｜猪瘦肉100克｜生姜片3克

功效　活血化瘀，行气止痛调经。

适宜人群　月经后期，经量少血块多，经行不畅，乳房胀痛，胸腹刺痛，肢体麻胀者。尤其适合瘀血内阻所致的不孕不育、月经失调、痛经、经前综合征等。

禁忌证　胃寒，食少便溏及孕妇不宜服用。

营养方解　（1）川芎：味辛，性温，归肝、胆、心包经。活血
行气，祛风止痛。

（2）三七：味甘、微苦，性温，归肝、胃经。散瘀
止血，消肿定痛。

（3）木耳：味甘，性平，归肺、脾、大肠、肝经。
补气养血，化瘀止血。

（4）猪肉：味甘、咸，性平，归脾、胃、肾经。补
虚健脾，滋阴润燥。

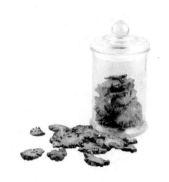

制作要点

木耳泡发，瘦肉洗净切块飞水，与洗净的药材、姜片一起放进炖盅，加清水
300毫升，隔水炖2小时，据口味调盐即可。

肝郁型：佛手玫瑰花王不留行炖鹌鹑

食材　　佛手5克｜玫瑰花5克｜王不留行10克｜鹌鹑100克｜生姜片3克

功效　　疏肝解郁，行气宽胸。

适宜人群　肝气郁结，胸胁胀痛，脘腹胀满，乳痈肿痛，淋证涩痛，胸闷气急者。尤其适合
肝郁不舒所致的不孕不育、痛经、经前综合征、阳痿等。

禁忌证　　气阴两虚，胃寒，食少便溏及孕妇禁用。

营养方解　（1）佛手：味辛、苦，性温，归肝、脾、胃、肺经。疏肝解郁，理气和中，燥湿
化痰。

（2）玫瑰花：味甘、微苦，性温，归肝、胃经。利气行血，散瘀止痛。

（3）王不留行：味苦，性平，归肝、胃经。活血通经，下乳消肿，利尿通淋。

（4）鹌鹑：味甘，性平，归大肠、心、肝、脾、肺、肾经。补五脏，益中气，清
利湿热，强筋骨，止泻痢。

制作要点

鹌鹑去毛，切块飞水，与洗净的药材、姜片放入炖盅内，加清水300毫升，隔
水炖2小时即可。

痰湿型：陈皮薏苡仁赤小豆炖白鸽

食材　陈皮5克｜薏苡仁15克｜赤小豆15克｜白鸽100克｜生姜片3克

功效　利水渗湿，健脾止泻，清热化痰。

适宜人群　形体肥胖，月经推后甚至闭经，带下量多色白，头重身困，胸闷泛恶，面色㿠白者。尤其适合肥胖型多囊卵巢综合征、痤疮等。

禁忌证　体弱气虚、畏寒肢冷、大便溏等脾胃虚寒者及孕妇不宜服用。

营养方解　（1）陈皮：味辛、苦，性温，归脾、肺经。理气健脾，燥湿化痰。
（2）薏苡仁：味甘、淡，性微寒，归脾、胃、肺经。利水渗湿，健脾止泻，清热排脓，除痹。
（3）赤小豆：味甘、酸，性微寒，归心、小肠、脾经。利水消肿退黄，清热解毒，消痈排脓。
（4）白鸽：味咸，性平，归肺、肝、肾经。滋肾益气，祛风解毒，调经止痛。

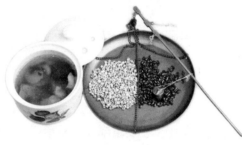

> **制作要点**
>
> 　　将白鸽去毛、去内脏，洗净切块飞水，再与洗净拣去杂质的陈皮、薏苡仁、赤小豆、姜片放入炖盅内，加清水300毫升，隔水炖至2小时，据口味调盐即可。

输卵管性不孕症食疗汤方

疾病概述

　　输卵管性不孕症是指因输卵管阻塞或通而不畅导致的不孕症。现代解剖学的输卵管相当于中医学文献中的"胞络""两岐"，中医学认为肾气不足、痰湿内生、湿热邪毒内侵、情志失调等多种因素导致冲任失调，气机不利，终致瘀血内停，湿瘀互结，闭阻胞宫胞脉，使得输卵管阻塞或通而不畅，两精相隔而无子。

中医辨证分型

依据月经、带下、全身症状及舌脉等综合分析，输卵管性不孕症可分为以下证型。

痰湿内阻型

婚久不孕，下腹胀痛，带下量多质稠；月经量少或经期推后，形体肥胖，大便黏腻；舌淡胖，苔白腻，脉滑。

气滞血瘀型

婚久不孕，下腹胀痛或刺痛，情志不畅则加重，经行量多有血块，乳房胀痛；舌质紫暗或有瘀点，苔白或黄，脉弦涩。

湿热蕴结型

婚久不孕，少腹胀痛，劳累后加重，带下量多色黄；脘闷纳呆，口腻不欲饮食，大便溏或便秘，小便黄赤；舌质暗红，苔黄腻，脉滑或弦滑。

肾虚血瘀型

婚久不孕，下腹绵绵作痛，喜温喜按，头晕耳鸣，畏寒肢冷，月经量少，经期推后，夜尿多；舌质暗淡，苔白，脉沉涩。

输卵管性不孕症的沈氏中医综合疗法

一、辨证论治的同时，主张分阶段治疗，首先要肃清障碍

输卵管性不孕症患者因饮食不节或情志不畅，或因人工流产术后气血失和、房室不洁等致湿、痰、热毒、瘀、郁等留于体内而为病，多有腹痛、带下或黄或多、口干口苦或头痛、失眠等症状，舌质红或边尖红，苔白腻或黄，脉弦数或浮数，妇科检查发现一侧或双侧附件呈条索状改变或增厚增粗，且有压痛，B超可见盆腔积液，或附件增粗，或探及附件囊肿，必须肃清障碍，予清热解毒祛湿、清热化痰、活血化瘀、疏肝解郁等法治疗使邪去正安。常用药物：七叶一枝花、白花蛇舌草、蒲公英、金银花、野菊花、黄连、黄柏、毛冬青、车前子、赤小豆、枳实、丹参、延胡索、青皮等。

如果患者经长时间抗炎止痛等治疗，脾胃功能受到重创，处于正虚邪恋阶段，相当于现代西医"盆腔炎性疾病后遗症"，患者一般无腹痛，或痛不甚，仅以不孕为主要症状，脉或弦或弱，此时为脾虚湿盛、虚热、气虚留瘀、脾虚肝郁等为主，治法则为健脾祛湿、养阴清热、益气化瘀、疏肝健脾等。常用药物：薏苡仁、茯苓、白术、青蒿、石斛、地骨皮、丹皮、牛膝、土鳖、全蝎、三七、郁金、枳壳、陈皮、木香等。

二、针对输卵管性不孕症的病机特点选方用药

沈坚华教授认为，该病多伴有瘀血、湿（痰），提出输卵管炎性阻塞的共有病机是气滞血瘀，湿郁阻络，治法应重视活血化瘀、行气化湿（痰）。多选用：柴胡、陈皮、香附、枳壳、石菖蒲、竹茹、三七、丹参、三棱、莪术、土鳖、全蝎、蜈蚣、穿破石等。

三、重视补肾

沈坚华教授认为，输卵管阻塞的患者要达到孕育的目的，必须重视补肾，具体运用时应分清阴虚、阳虚、阴阳两虚的主次轻重，分别运用补肾壮阳、滋阴补肾、补肾填精等治疗方法，临床常用六子汤或六味地黄丸加减。

四、注重情志调理，强调调肝健脾

因输卵管性不孕症病程较长，患者易产生焦虑、抑郁等情绪，故沈教授在临床上注重情志调理。重视舒肝调肝，常选用开郁汤或柴胡疏肝散作为主方，加用柴胡、郁金、青皮、延胡索等，同时注重理脾，常配合枳术丸加保和丸加减组成的健脾药膏外敷神阙穴。

主要汤方介绍

基础汤方：蝎子三七海带赤小豆炖瘦肉

食材　饲养生蝎子10克（约20只）｜三七3克｜海带3克｜赤小豆15克｜猪瘦肉100克
生姜片3克

功效　清热祛湿，化瘀通络。

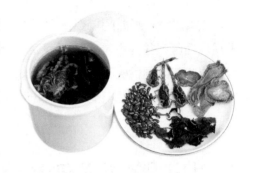

适宜人群　输卵管阻塞患者属湿热瘀结者，其他如妇科痛经、子宫内膜异位症、卵巢囊肿、子宫肌瘤，男科如精索静脉曲张、慢性前列腺炎、睾丸炎等属湿热瘀结者亦可选用。

营养方解　（1）蝎子：味辛，性平，归肝经。息风止痉，攻毒散结，通络止痛。

（2）三七：味甘、微苦，性温，归肝、胃经。散瘀止血，消肿定痛。

（3）赤小豆：味甘、酸，性微寒，归心、小肠、脾经。利水消肿退黄，清热解毒，消痈排脓。

（4）海带：味咸，性寒，归肝、胃、肾经。消痰软坚，利水退肿。

（5）猪瘦肉：味甘、咸，性平，归脾、胃、肾经。补肾滋阴，润燥，益气养血，消肿。

制作要点

蝎子、瘦肉分别飞水，海带泡发洗净，再与洗净的赤小豆、生姜一起放入炖盅，加清水300毫升，隔水炖2小时，调味即可。

痰湿内阻型：泥鳅昆布炖瘦肉

食材　泥鳅100克｜昆布10克｜红枣（去核）3个｜瘦肉50克｜生姜片3克

功效　益气祛痰，化瘀通络。

适宜人群　因输卵管粘连阻塞及子宫肌瘤、卵巢囊肿而致的不孕症属痰湿内阻者。其他如慢性前列腺炎、睾丸炎以及前列腺肥大、前列腺增生而致的不育等亦可选用。

营养方解　（1）泥鳅：味甘，性平，入脾、肝、肾经。补益脾肾，利水，解毒，补而能清，诸病不忌。主治脾虚泻痢、热病口、消渴、小儿盗汗、水肿、小便不利、阳痿不举、病毒性肝炎、痔疮、疔疮、皮肤瘙痒，对调节性功能有较好的作用；另外取其善钻通之性，对输卵管及盆腔炎症也有较好疗效；含优质蛋白质、维生素A、维生素B_1、烟酸、铁、磷、钙等，其中还含一种特殊蛋白质，有促进男性精子生成作用。

（2）昆布：味咸，性寒，归肝、胃、肾经。消痰散结，利水消肿。

（3）红枣：味甘，性温，归脾、胃经。补中益气，养血安神，缓和药性。

（4）猪肉：味甘、咸，性平，入脾、胃、肾经。补肾滋阴，润燥，益气养血，消肿。

> **制作要点**
>
> 　　将泥鳅用清水冲洗干净（勿将黏液洗掉），再与拣去杂质洗净的昆布、红枣、生姜片及瘦肉放进炖盅内，加清水300毫升，隔水炖2小时即成。

气滞血瘀型：黄鳝三七陈皮炖瘦肉

食材　　黄鳝100克｜三七5克｜陈皮3克｜红枣（去核）3个｜瘦肉50克｜生姜片3克

功效　　行气活血，化瘀通络。

适宜人群　因输卵管粘连阻塞及子宫肌瘤、卵巢囊肿而致的不孕症属气滞血瘀者。

营养方解（1）黄鳝：味甘，性温，入肝、脾、肾经。益气血，补肝肾，强筋骨，祛风湿。主治虚劳、疳积、阳痿、腰痛、腰膝酸软、风寒湿痹、产后淋沥、久利脓血、痔瘘、臁疮。

（2）三七：味甘、微苦，性温，入肝、胃经。散瘀止血，消肿定痛。

（3）陈皮：味辛、苦，性温，归脾、肺经。理气健脾，燥湿化痰。

（4）红枣：味甘，性温，归脾、胃经。补中益气，养血安神，缓和药性。

（5）猪肉：味甘、咸，性平，入脾、胃、肾经。补肾滋阴，润燥，益气养血，消肿。

> **制作要点**
>
> 　　将黄鳝用清水冲洗干净（勿将黏液洗掉），瘦肉切块飞水再与拣去杂质洗净的三七、陈皮、红枣、生姜片一起放进炖盅内，加清水300毫升，隔水炖2小时即成。

湿热蕴结型：赤小豆车前草昆布炖瘦肉

食材　　赤小豆30克｜车前草10克｜昆布10克｜瘦肉100克｜生姜片3克

功效　　清热解毒，祛湿通络。

适宜人群　输卵管阻塞证属湿热阻滞者。症见头晕耳鸣，畏寒肢冷，月经量少，经期推后，夜尿多，舌质暗淡，苔白。

营养方解　（1）赤小豆：味甘、酸，性微寒，入心、小肠、脾经。利水消肿退黄，清热解毒，消痈排脓。含淀粉、脂肪油、蛋白质、多种维生素及植物皂素和铝、铜等矿物质。

（2）车前草：味甘，性寒。清热利湿，明目降压，祛痰止咳。

（3）昆布：味咸，性寒，归肝、胃、肾经。消痰散结，利水消肿。

（4）猪肉：味甘、咸，性平，入脾、胃、肾经。补肾滋阴，润燥，益气养血，消肿。

> **制作要点**
>
> 　昆布泡发洗净，瘦肉切块飞水，再与其他洗净的药材、姜片一起放入炖盅，加清水300毫升，隔水炖2小时即可。

肾虚血瘀型：巴戟海龙炖猪尾

食材　海龙1条｜巴戟5克｜猪尾1条｜生姜片3克

功效　温肾壮阳，消癥散结，强筋健骨。

适宜人群　输卵管阻塞性不孕属肾阳虚者。症见头晕耳鸣、腰酸脚软、风湿关节痛及性欲下降、性功能障碍等属肾阳衰惫者亦可选用。输卵管阻塞、卵巢囊肿、子宫肌瘤等可在医师指导下辨证使用。

营养方解　（1）海龙：味甘、咸，性温，归肝、肾经。温肾壮阳，消癥散结，催生。主治阳痿、不育、老年体虚精神衰惫、癥瘕积聚、瘰疬、瘿瘤、难产等。

（2）巴戟：味甘、辛，性微温，归肾、肝经。补肾阳，益精血，强筋骨，祛风湿。

（3）猪尾：味甘，性温，归脾、肾经。补腰力，益骨髓。

> **制作要点**
>
> 　将猪尾洗净切块飞水，与其他药材放入炖盅内加清水300毫升，隔水炖2小时，调味服用。

子宫内膜异位性不孕症食疗汤方

疾病概述

子宫内膜异位症是指有活性的内膜细胞种植在子宫内膜以外的位置而形成的一种疾病。它在组织学上是一种良性疾病，但却具有增生、浸润、种植、复发、恶变等恶性生物学潜能。90%的子宫内膜异位灶位于盆腔，特别是卵巢、子宫直肠陷凹、骶韧带等部位最为常见，也可以出现在阴道直肠隔、阴道、宫颈、直肠、腹股沟及腹膜后淋巴结等处，甚至在远离子宫的鼻腔、胸腔、脑膜、乳腺及四肢也偶有发生。

子宫内膜异位症会引起痛经、不孕、月经不调、性交痛、周期性直肠刺激症状（随月经周期出现的直肠肛门坠胀、排便次数增多、里急后重等）、周期性膀胱刺激症状（随月经周期出现的尿频、尿急、尿痛或血尿）等症状，严重困扰患者的生活。

中医辨证分型

中医学认为，子宫内膜异位症属"痛经""癥瘕积聚"和"不孕"等范畴。在本者为肝肾亏虚，在标者为血瘀之证，主要有以下几个证型。

气滞血瘀型

经前或经期腹痛，疼甚于胀，小腹胀痛，拒按，血量少，经血不畅，有血块，舌质暗，脉弦或弦滑。

寒凝血瘀型

经前或经期，小腹冷痛，绞痛，喜温不喜按，得热疼减，经期便溏，形寒肢冷，痛甚呕泻，重者面色苍白汗出四肢厥逆，常有明显冷饮及受寒史，舌质暗，脉沉紧。

瘀热互结型

经前、经行或经后发热，下腹痛剧，甚至行经高热。痛处喜冷拒按，伴口苦咽干，烦躁易怒，大便干结，舌红，或边有瘀点、瘀斑，苔薄微黄，脉弦数。

阴虚血瘀型

经期或经后小腹刺痛难去，经行量少，色暗淡，质稀薄，午后潮热、五心烦热，盗汗，口干但欲漱水不欲咽，大便干燥，舌暗少苔，舌下络脉迂曲，脉细数。

⫯⫯ 肾虚血瘀型

以经期或经后痛甚，痛引腰骶，伴肛门坠胀；经色暗淡，或夹杂小血块；伴头晕耳鸣，或婚久不孕，或孕后易流产，小便清长，或夜尿多，舌暗淡，有瘀点，苔薄白，脉沉细。

子宫内膜异位性不孕的沈氏中医综合疗法

由于子宫内膜异位症主要辨证分型为气滞血瘀型、寒凝血瘀型、瘀热互结型、阴虚血瘀型、肾虚血瘀型，总是与"血瘀"相关，所以沈氏中医综合疗法在治疗上以"化瘀"为主要方法。对照证型，分别以理气活血化瘀、散寒化瘀、清热凉血化瘀、养阴化瘀、补肾化瘀等为法。

在广东岭南地区，多湿多热，临床上我们发现不少病例是以瘀热互结或虚热瘀互结为主，而经过清热泻火和清虚热活血化瘀治疗后达到妊娠的目的。即使有肾虚血瘀的患者，也会在初始治疗时或治疗过程中阶段性使用清热（实热、虚热）活血化瘀作为祛邪安正的治疗手段。

沈氏中医综合疗法以辨证内服中药、外敷陈术健脾膏健脾祛湿和双柏散瘀膏活血化瘀、中药倒膜、中药保留灌肠、辨证药膳食疗（汤方）等为主要手段。

主要汤方介绍

基础方：赤小豆海带丹参蝎子炖瘦肉

食材　　饲养生蝎子10克｜赤小豆15克｜干海带3克｜丹参10克｜瘦肉100克｜生姜片3克｜蜜枣2个

功效　　活血化瘀，软坚散结。

适宜人群　子宫内膜异位症患者，症见经期腹痛，血块量多，或腹部有肿块，甚至刺痛，青筋暴露，舌暗红或有瘀斑，苔薄白。

禁忌证　甲亢患者、脾虚便溏者慎用。

营养方解　（1）蝎子：味辛，性平，归肝经。息风止痉，攻毒散结，通络止痛。

（2）赤小豆：味甘、酸，性微寒，归心、小肠、脾经。利水消肿退黄，清热解毒，消痈排脓。

（3）海带：味咸、性寒，归肝、胃、肾经。消痰软坚，利水退肿。

（4）丹参：味苦，微寒，归心、肝经。活血调经，凉血消痈，清心安神。

（5）猪瘦肉：味甘、咸，性平，归脾、胃、肾经。补肾滋阴，润燥，益气养血，消肿。

（6）蜜枣：味甘，性温，归脾、胃经。补中益气，养血安神，缓和药性，用之使汤甜美可口。

制作要点

将瘦肉冲洗干净切块飞水，生蝎子飞水，海带泡发洗净，与其他洗净的药材及姜枣一起放入炖盅内，加清水300毫升，隔水炖2小时即成。

气滞血瘀型：当归川芎益母草鸡蛋汤

食材　　鸡蛋1只 | 当归10克 | 川芎3克 | 益母草10克（干）| 生姜片3克

功效　　行气活血，调经止痛。

适宜人群　婚久不孕，经前或经期腹痛，小腹胀痛，血量少，经血不畅，有血块，舌质暗，经期服用效果更佳。

禁忌证　　孕妇慎用，脾虚便溏者慎用。

营养方解　（1）益母草：味苦、辛，性微寒，归肝、心、膀胱经。活血祛瘀，利水消肿，清热解毒。

（2）当归：味辛、甘，性温，归肝、心、脾经。补血调经，活血止痛，润肠通便。

（3）川芎：味辛，性温，归肝、胆、心包经。活血行气，祛风止痛。

（4）鸡蛋黄：又名"鸡子黄"，《本草再新》记载其有补中益气、养肾益阴、润肺止咳、治虚劳吐血功效。味甘，性平，归肺、脾、胃经。滋阴、润燥、养血。现代研究表明，鸡蛋的营养成分比较全面，蛋清中富含优质蛋白、核黄素、烟酸、生物素和钙、磷、铁等物质，而蛋黄中富含卵磷脂、维生素A、维生素D，且含有较多的铁、磷、硫、钙。人体的吸收利用率高，对神经系统和身体发育有很大的作用。

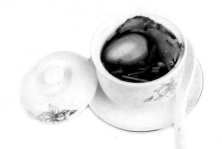

> **制作要点**
>
> 　　药材洗净，与洗净的姜片一起放入锅中，加清水800毫升煮至300毫升，纱布滤清。鸡蛋煮熟去壳，用牙签扎数个小孔，加入药汁煮半小时，可加少许红糖调味，饮汤吃蛋。

寒凝血瘀型：高丽参川芎三七炖牛腱

食材　　　高丽参3克｜川芎5克｜三七5克｜牛腱150克｜生姜片3克

功效　　　益气温阳，活血化瘀。

适宜人群　婚久不孕，经前或经期小腹冷痛，拒按，得热痛减，经量少，色紫暗有血块，盆腔有包块或结节，形寒肢冷，大便溏，舌淡胖紫暗，有瘀点或瘀斑。

禁忌证　　实热症患者慎用。

营养方解　（1）高丽参：为人参中之佳品，味甘、微苦，性微温，归心、肺、脾经。大补元气，益气温阳。
　　　　　　　（2）川芎：味辛，性温，归肝、胆、心包经。活血行气，祛风止痛。
　　　　　　　（3）三七：味甘、微苦，性温，归肝、胃经。散瘀止血，消肿定痛。
　　　　　　　（4）牛腱：味甘，性温，归脾、胃经。补中益气，滋养脾胃，强健筋骨。

> **制作要点**
>
> 　　将牛腱洗净切片，再与洗净的药材一同放进炖盅内，加清水300毫升，隔水炖2小时即成，加适量盐调味。成汤清澈，味甘、香浓。

瘀热互结型：花旗参石斛三七炖水鸭

食材　　　花旗参5克｜石斛5克｜三七5克｜水鸭150克｜生姜片3克

功效　　　益气养阴，清虚热，活血化瘀。

适宜人群　婚久不孕，经前或经期小腹灼热疼痛，拒按，得热痛增，经血量多，色红质稠，有血块，盆腔有包块或结节，带下量多，色黄味臭，身热口渴，头身困重，小便不利，大便不爽，舌紫红，苔黄腻。

禁忌证　阳虚患者慎用。

营养方解　（1）花旗参：味苦，微甘，性寒，归心、肺、胃经。益气养阴，清火生津。

（2）石斛：味甘，性微寒，归胃、肾经。养阴清热，益胃生津，补肾养肝明目，强筋骨。

（3）三七：味甘、微苦，性温，归肝、胃经。散瘀止血，消肿定痛。

（4）水鸭：味甘，性凉，归肺、脾、肾经。补中益气，消食和胃，滋阴解毒。鸭肉含蛋白质、脂肪、碳水化合物、钙、铁、磷、硫胺素、核黄素；卵含维生素A、维生素B_1、维生素B_2、镁、钾、氯、钠等；常食用可以强身健体，且有很高的药用价值。

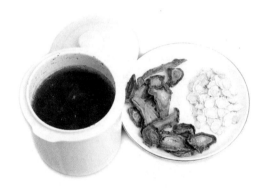

制作要点

将水鸭去毛洗净、切块飞水。花旗参、三七洗净切片，再与处理好的水鸭、拣去杂质洗净的石斛、生姜片一同放入炖盅内，加水300毫升，隔水炖2小时即成。

阴虚血瘀型：沙参玉竹元肉三七炖水鱼

食材　沙参10克｜玉竹10克｜枸杞子10克｜元肉5克｜三七3克｜水鱼150克｜鲜姜3克

功效　滋阴养血，补虚化瘀。

适宜人群　婚久不孕，经期或经后下腹隐痛，或伴腰酸，五心烦热，月经量少，色暗红，舌暗淡，有瘀点，苔薄白。

禁忌证　湿热便秘者慎用。

营养方解　（1）沙参：味甘、微苦，性微寒，归肺、胃经。养阴清肺，益胃生津。

（2）玉竹：味甘，性微寒，归肺、胃经。养阴润燥，生津止渴。

（3）枸杞子：味甘，性平，归肝、肾经。补肝肾，明目，润肺。

（4）元肉（龙眼肉）：味甘，性温，归心、脾经。补益心脾，养血安神。

（5）三七：味甘、微苦，性温，归肝、胃经。散瘀止血，消肿定痛。

（6）水鱼：味甘，性平，归肝、肾经。滋阴养血，补虚化瘀。水鱼肉味鲜美，是一种高蛋白、低脂肪、营养丰富的高级滋补食品，具有极高的营养价值；蛋白质中含有18种氨基酸，并含有一般食物中很少有的蛋氨酸；水鱼含有易于吸收的血铁，还含有天然形态的对铁吸收有重要作用的维生素B_{12}、叶酸、维生素B_6等；含有许多对人的生长和激素代谢有重要作用的锌；含有大量对骨、齿生长有重要作用的钙；此外，水鱼还含有许多磷、脂肪、碳水化合物等营养成分。

制作要点

将水鱼宰好，去青黄色脂膏，洗净切块。将处理好的水鱼和玉竹、沙参、枸杞子、元肉、三七洗净一起放进炖盅内，加清水300毫升，隔水炖2小时调味，即成上品靓汤。

肾虚血瘀型：肉苁蓉海马三七炖鸡

食材　海马1对 | 肉苁蓉10克 | 三七3克 | 鸡肉100克 | 生姜片3克

功效　温阳补肾，化瘀散结。

适宜人群　婚久不孕，畏寒肢冷，头晕眼花，白带增多，月经后期，量少色淡，痛经喜温喜按，疲倦乏力，怕冷，小便清长，或夜尿多，舌暗淡，有瘀点，苔薄白等。

营养方解　（1）海马：味甘、咸，性温，归肾、肝经。补肾壮阳，活血散结，消肿止痛。

（2）肉苁蓉：味甘、咸，性温，归肾、大肠经。补肾阳，益精血，润肠通便。

（3）三七：味甘，微苦，温，入肝、胃经。散瘀止血，消肿定痛。

（4）鸡肉：味甘，性温，入脾、胃经。温中益气，补精填髓。

制作要点

鸡肉洗净切小块飞水，把海马剁成小块，与洗净的肉苁蓉、三七、姜片放入炖盅内，加清水300毫升，隔水炖2小时，调味服用。

免疫性不孕症食疗汤方

免疫性不孕症的基础汤方

　　免疫性不孕是指由生殖系统抗原的自身免疫、同种免疫或局部免疫引起的不孕症。精子、精浆、透明带、卵巢、受精卵、促性腺激素等这些生殖系统抗原均可导致免疫反应，产生相应的抗体，阻碍精子与卵子的结合或受精卵的着床等而导致不孕。在不孕症患者中，20%~40%与免疫性原因有关。

　　西医学认为，其免疫因素主要包括抗精子抗体（AsAb）、抗子宫内膜抗体（EMAb）、抗卵巢抗体（AoAb）、抗透明带抗体（AzpAb）、抗心磷脂抗体（ACAb）、抗绒毛膜促性腺激素抗体（HCGAb）以及血型抗体等。若男子精液中缺乏免疫抑制因子，女性生殖道黏膜破损，精子抗体则通过破损黏膜进入上皮下使T淋巴细胞产生抗精子抗体（AsAb），干扰精子获能及顶体反应，阻碍其穿透宫颈黏液，使精子不易或不能通过，影响受精及受精卵发育。抗子宫内膜抗体（EMAb）多见于子宫内膜异位症患者，当免疫系统功能异常时，EMAb能使组织细胞蛋白质发生变化成为自身抗原。EMAb与子宫内膜发生抗原抗体反应，破坏子宫内膜结构，影响内膜功能，阻碍精子与卵子结合及受精卵着床。在盆腔感染、创伤、药物作用或反复刺激等情况下，大量卵巢抗原释放，产生抗卵巢抗体（AoAb），发生免疫应答。大部分不明原因的不孕症患者血清中会存在抗透明带抗体（AzpAb）阳性，使机体产生损伤性抗透明带免疫，影响卵泡发育、成熟及排出，进而影响受孕。抗心磷脂抗体（ACAb）在体内与心磷脂结合，引起微血管收缩、血小板聚集，使微血管内血栓形成，从而减少子宫内膜和（或）蜕膜、胎盘血液供应，易发生流产。综上所述，免疫性不孕患者抗体的产生均是因感染、外伤等多种因素使免疫保护屏障被破坏，自身抗原暴露，进而产生相关抗体。抗体与抗原结合进一步激活免疫应答，导致免疫病理损伤，引起相关组织器官的生理功能紊乱，干扰破坏内分泌、排卵、受精、着床等各个环节而引起不孕。

　　中医学古典医籍中无免疫性不孕的专门记载，统归于不孕症门中。现代中医学家对免疫性不孕的病因病机各有见解。有不少医家认为，免疫性不孕是由冲任损伤而致，肾虚、肾精亏损或肾阳不足是病之本，而热灼精血或血滞不行所致的血瘀则是病之标。另有医家认为，免疫与五脏有关，强调免疫性不孕不育疾病的发生取决于正气的盛衰，其中免疫功能亢进型不孕不育，包括血型抗体、抗心磷脂抗体、抗子宫内膜抗体、抗精子抗体等导致的不孕及母—胎免疫识别亢进型反复自然流产，其病因病机以阴虚火旺为本，湿热血瘀为标。还有医家认为，免疫性不孕的病因病机，多与经行、产后感染邪毒或房事不节有密切关系。总之，免疫性不孕的发生发展以素体阴阳气血失调为本，湿热、血瘀、邪毒为标，病位以肝肾及冲任为主，涉及五脏，虚实夹杂是其特点。

因此，沈师认为，本病的中医食疗调养要点在于：一是扶正固本，增强机体免疫保护屏障；二是祛邪泻实，减轻免疫应答对机体的伤害。根据证型的不同，可给予不同的食疗汤方。

肾虚血瘀型：龟鹿枸杞三七炖鸡

食材　龟胶6克｜鹿胶6克｜枸杞子6克｜三七3克｜鸡肉150克｜蜜枣1个｜生姜片3克

功效　滋阴补肾，养血化瘀。

适宜人群　婚久不孕，月经推迟或闭经，腰酸膝软，神疲乏力，小便清长，大便溏，舌淡暗或有瘀点，苔白。

营养方解　（1）龟胶：味甘、咸，性寒，归肝、肾、心经。滋阴潜阳，益肾健骨，固经止血，养血补心。

（2）鹿胶：味甘、咸，性温，归肾、肝经。壮肾阳益精血，调冲任固带脉。

（3）枸杞子：味甘，性平，归肝、肾经。补肝肾，明目，润肺。

（4）三七：味甘，微苦，性温，归肝、胃经。散瘀止血，消肿定痛。

（5）鸡肉：味甘，性温，入脾、胃经。温中益气，补精填髓。

（6）蜜枣：味甘，性平，归脾、胃经。补益脾胃，滋阴养血，养心安神，缓和药性。

制作要点

将活鸡去毛冲洗干净切块，再与拣去杂质洗净的药材、姜、蜜枣放入炖盅内，加清水300毫升，隔水炖2小时即成。

肾阴亏虚型：冬虫草石斛炖水鸭

食材　冬虫草3克｜石斛5克｜水鸭150克｜生姜片3克

功效　滋阴补肾。

适宜人群　婚久不孕，月经提前、色红、有血块、腰膝酸软、口干、带下量少，舌红少苔。

营养方解　（1）冬虫草：味甘，性平，归肺、肾经。益肾壮阳，补肺平喘，止血化痰。
　　　　　　（2）石斛：味甘，性微寒，归胃、肾经。养阴清热，益胃生津。
　　　　　　（3）水鸭：味甘，性凉，归脾、胃、肾经。补中益气，消食和胃，滋阴解毒。

> **制作要点**
>
> 　　将水鸭去毛洗净切块，飞水，再与洗净的药材一同放进炖盅内，加清水300毫升，隔水炖2小时调味后饮用。

阴虚火旺型：花旗参三七绿豆炖白鸽

食材　　花旗参10克｜三七3克｜绿豆10克｜白鸽150克｜生姜片3克

功效　　滋阴清热，生津解毒。

适宜人群　婚久不孕，月经提前，色深红，急躁易怒，五心烦热，口干，大便秘结，潮热盗汗，舌红少苔。

营养方解　（1）花旗参：味苦、微甘，性寒，归心、肺、胃经。益气养阴，清火生津。
　　　　　　（2）三七：味甘、微苦，性温，归肝、胃经。散瘀止血，消肿定痛。
　　　　　　（3）绿豆：味甘，性寒，归心、肝、胃经。清热消暑，利水，解毒。
　　　　　　（4）白鸽：味咸，性平，归肺、肝、肾经。滋肾益气，祛风解毒，调经止痛。

> **制作要点**
>
> 　　白鸽去毛洗净，飞水，再与洗净的药材、生姜片一同放进炖盅内，加清水300毫升，隔水炖2小时，加适量食盐调味后饮用。

湿热瘀结型：土茯苓生地三七草龟汤

食材　　土茯苓30克｜生地30克｜三七5克｜草龟100克｜瘦肉50克｜生姜片3克

功效　　清热祛湿化瘀。

适宜人群　婚久不孕，月经量多，血块多，或淋漓不尽，带下量多色黄臭秽，痤疮色紫红或紫暗有脓，皮肤油腻，口干喜饮，肢体困重乏力，小便黄赤，舌红或绛苔厚腻。

禁忌证　如有体弱气虚、畏寒肢冷、喜热饮、腹胀满、大便溏等脾胃虚寒者不宜服用。

营养方解　（1）土茯苓：味甘、淡，性平，入胃、肝经。解毒除湿、通利关节之效显著，常用治湿热疮毒之证。

（2）生地：味甘、苦，性寒，归心、肝、肾经。清热凉血，养阴生津，常与土茯苓同用治疗湿热型疾患。

（3）三七：味甘、微苦，性温，归肝、胃经。散瘀止血，消肿定痛。

（4）龟：味甘、咸，性平，入肺、肾经。滋阴潜阳，养血补心，配以上药材可用治热入营血、湿热并重之证。

> **制作要点**
>
> 将龟原只洗净飞水，去内脏，切块；瘦肉洗净，切块飞水；与洗净的土茯苓、生地、三七、姜片放入炖盅内，加清水300毫升，隔水炖2小时即成。

各种抗体阳性的食疗汤方

一、抗精子抗体（AsAb）

西医学者通过对大量的动物试验及临床研究的总结发现，AsAb可以通过如下机制影响受孕：使精子凝集不能进入宫腔，并被补体和（或）细胞介导杀伤，失去活动力；干扰精子获能，抑制顶体反应；阻止精子穿过透明带；干扰精卵黏附与融合；通过介导补体，使巨噬细胞和杀伤细胞直接杀伤受精卵和早期胚胎。对于抗精子免疫性不孕的治疗，目前西医治疗方法有：避孕套避孕、免疫抑制剂干预、精子洗涤后宫腔内人工授精等，但上述疗效尚不够理想，且费用昂贵。

中医学者普遍认为此病为本虚标实证，虚在肾虚，实在瘀血、湿热，故治疗分型及汤方可参照免疫性不孕症基础汤方部分介绍。

二、抗子宫内膜抗体（EMAb）

抗子宫内膜抗体（EMAb）往往与子宫内膜异位症并存。在子宫内膜异位症（EMs）患者血清中，抗子宫内膜抗体的检出率可达70%~80%，而且患者体内往往因此产生多种自身抗体，从而干扰了神经-生殖内分泌-免疫调节网络，使体液免疫水平异常升高，对子宫内膜产生免疫病理损伤，干扰孕卵着床及胚胎发育，导致不孕。故治疗分型及汤方可参照子宫内膜异位症部分介绍。

三、抗心磷脂抗体（ACAb）

抗心磷脂抗体可以与滋养细胞表面的心磷脂结合，导致细胞损害，干扰胚胎的着床及着床后的早期发育，使之不能由生化妊娠过渡到临床妊娠。ACAb 抗体是一种酸性磷脂的异质性自身抗体，它的检出说明机体免疫功能处于紊乱状态，免疫紊乱可干扰受精过程，ACAb在体内可引起微血管的血栓形成，从而可引起子宫内膜和（或）蜕膜、胎盘血供不足导致流产。

中医学对流产的病机认识多责之于先天不足，多种因素复损肾气，以致不能养胎系胎；或脾虚中气亏损，化源匮乏，以致不能摄养胎元。肾虚冲任失固、脾虚冲任失养、血瘀冲任失畅均可导致胎元不固，产生流产。在对 ACAb 阳性反复自然流产有了清晰明确的认识后，针对其基本病机，可以推断出补肾健脾、活血化瘀是治疗本病的关键，故ACAb阳性反复性流产的中医治疗应以补肾健脾、活血化瘀为法则，故拟汤方如下。

党参杜仲三七炖乌鸡

食材　党参20克 | 杜仲10克 | 三七5克 | 乌鸡150克 | 生姜片3克

功效　健脾补肾，活血化瘀。

适宜人群　屡孕屡堕，面色萎黄晦暗，腰膝酸软，经色暗黑夹血块，纳少便溏，舌淡暗，苔白，脉细涩者。

注意事项　备孕前服用。确认怀孕后在医师指导下慎用。

营养方解　（1）党参：味甘，性平，归脾、肺经。补中益气，养血生津。

（2）杜仲：味甘，性温，归肝、肾经。补肝肾，强筋骨，安胎。

（3）三七：味甘、微苦，性温，归肝、胃经。散瘀止血，消肿定痛。

（4）乌鸡：味甘，性温，归肝、肾、肺经。补肝益肾，补气养血，养阴退虚热。

> **制作要点**
>
> 乌鸡去毛洗净，再与洗净的药材、生姜片一同放进炖盅内，加清水300毫升，隔水炖2小时，加适量食盐调味即成。

四、其他抗体

抗卵巢抗体（AoAb）、抗透明带抗体（AzpAb）等的产生与感染、外伤等多种因素有关，均因自身抗原暴露，进而产生相关抗体。中医汤方治疗上可参照基础汤方中的各种证型。

子宫性不孕食疗汤方

疾病概述

子宫，又名女子胞、胞宫、子处、血室等。《血证论·男女异同论》曰："女子胞中之血，每月一换，除旧生新。"《类经·脏象类》："阴阳交媾，胎孕乃凝，所藏之处，名曰子宫。"女子胞不孕的病因复杂，多见先天禀赋不足、六淫邪伤、情志饮食所伤、金刃药毒所伤等。西医学将子宫性不孕归纳为子宫发育异常（子宫发育不良、弓形子宫、纵隔子宫、双角子宫、单角子宫、始基子宫等）及获得性异常（子宫内膜息肉、子宫内膜结核、宫腔粘连、子宫肌瘤、子宫腺肌症、宫颈功能不全等）。

中医辨证分型

中医学认为，子宫性不孕的病因复杂，多见先天禀赋不足、六淫邪伤（尤以寒、热、湿为主）、情志饮食所伤、金刃药毒所伤等。胞宫之寒、热、虚、实是引起子宫性不孕的重要病机，临证需注重整体观念，辨证应细致入微。

肾虚型

婚久不孕，月经不调，经量或多或少，头晕耳鸣，腰酸腿软，性欲淡漠，舌淡，苔薄或白，脉细。

气血两虚型

婚久不孕，月经不调，倦怠乏力，少气懒言，心慌心悸，头晕，带下量多，面色少华，舌淡，苔薄，脉细弱。

⁑ 血瘀型

婚久不孕，月经后期，量或多或少，色紫黑，有血块，经行不畅，甚或漏下不止，少腹疼痛拒按，经前剧痛，舌紫暗，或舌边有瘀点，脉弦涩。

⁑ 肝郁型

婚久不孕，月经后期，量或多或少，经前乳房胀痛，胸胁不舒，少腹胀痛，精神抑郁，或烦躁易怒，舌红，苔薄，脉弦。

⁑ 痰湿型

婚久不孕，形体肥胖，经期延后，甚或闭经，带下量多，头晕心悸，胸闷泛恶，面色㿠白，苔白腻，脉滑。

⁑ 湿热型

婚久不孕，经行量多或经期延长，经色紫红，质稠或有血块，经前经期小腹灼痛拒按，痛连腰骶，带下量多，黄稠臭秽，小便短赤，舌红，苔黄腻，脉滑数或濡数。

⁑ 寒凝型

婚久不孕，月经后期延后，经量少，色暗有块，经行小腹冷痛，得热痛减，畏寒肢冷，面色青白，舌暗，苔白，脉沉紧。

子宫性不孕的沈氏中医综合疗法

从子宫性不孕的病因病机病证分型来看，其治疗应运用中医学的整体观念，根据四诊所得的证候，结合现代医学的各项检查结果进行具体分析，明确脏腑、气血、寒热、虚实以指导治疗。根据"肾气盛，天癸至，任脉通，冲脉盛……阴阳和，故有子"的理论指导，沈坚华教授认为治疗应以补肾气、益精血、养冲任、调月经为总原则。重在补益冲任，理血调经。根据沈氏"三步六法十八方"理论具体是首先要清楚兼夹证，其次是论病辨证施治，再补肾调肝种子，三者既分开又相互渗透，具体情况具体分析。

主要汤方介绍

基础汤方：山药菟丝子炖瘦肉

食材　山药10克｜菟丝子10克｜瘦肉150克｜生姜片3克

功效　健脾益气，补肾填精。

适宜人群　所有子宫性不孕者。

营养方解　（1）山药：性味甘，性平，归脾、肺、肾经。补脾养胃，益气养阴，固精止带。《本草纲目》："益肾气、健脾胃、止泻痢，化痰涎，润皮毛。"

（2）菟丝子：味甘，性温，归肝、肾、脾经，补肾固精，养肝明目，止泻，安胎。《药性论》："治男子女人虚冷，添精益髓，去腰疼膝冷，久服延年，驻悦颜色，又主消渴热中。"

（3）瘦肉：味甘、咸，性平，归脾、胃、肾经。补肾滋阴，润燥，益气养血，消肿益中气。《本草备要》指出："猪肉，其味隽永，食之润肠胃，生津液，丰肌体，泽皮肤，固其所也。"

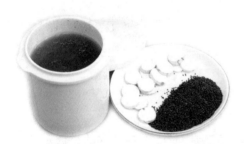

制作要点

　　洗净全部材料，瘦肉切块飞水，然后置于炖盅，注入300毫升水，隔水炖2小时，据口味调盐。

肾虚型：紫河车鲍鱼炖瘦肉

食材　紫河车15克｜鲜鲍鱼1只｜瘦肉150克｜生姜片3克

功效　补肾益精，益气养血。

适宜人群　婚久不孕，月经不调，经量或多或少，头晕耳鸣，腰酸腿软，性欲淡漠，舌淡，苔薄或白，脉细。

禁忌证　阴虚喘咳及脾虚便溏者。

营养方解　（1）紫河车：味甘、咸，性温，归心、肺、肾经。温肾补精，益气养血。《本草经疏》载："人胞乃补阴阳两虚之药，有返本还元之功。"

（2）鲍鱼：味甘、咸，性平，归肝经。滋阴清热，益精明目，调经。主治阴虚内热、骨蒸劳热、肺虚咳嗽、大便燥结、淋病、妇女月经不调、崩漏带下、血枯经闭、乳汁不足等。《食疗本草》称："入肝通瘀，入肠涤垢，不伤元气。壮阳，生百脉"，是一种补而不燥的海产。

（3）猪肉：味甘、咸，性平，归脾、胃、肾经。补肾滋阴，润燥，益气养血，消肿。《随息居饮食谱》指出，猪肉"补肾液，充胃汁，滋肝阴，润肌肤，利二便，止消渴"。

> **制作要点**
>
> 　洗净全部材料，鲍鱼、瘦肉飞水沥干，然后置于炖盅，注入300毫升水，隔水炖2小时，据口味调盐即可。

气血两虚型：党参当归黄芪炖瘦肉

食材　党参10克 | 当归5克 | 黄芪10克 | 瘦肉150克 | 生姜3克

功效　气血双补。

适宜人群　婚久不孕，月经不调，倦怠乏力，少气懒言，心慌心悸，头晕，带下量多，面色少华，舌淡，苔薄，脉细弱。

禁忌证　湿热中阻、肺热痰火、阴虚阳亢者。

营养方解　（1）党参：味甘，性平，归脾、肺经。补中益气，生津，养血。《神农本草经》："主补五脏，安精神，定魂魄，止惊悸，除邪气，明目，开心，益智。"

（2）当归：味甘、辛，性温，归肝、心、脾经。补血，活血，调经，止痛，润肠。

（3）黄芪：味甘，性微温，归脾、肺经。补气升阳，益卫固表，利水消肿，托疮生肌。

（4）猪肉：味甘、咸，性平，归脾、胃、肾经。补肾滋阴，润燥，益气养血，消肿。

> **制作要点**
>
> 　洗净全部材料，瘦肉放入开水中烫到水开再捞起沥干。然后将全部材料置于炖盅，注入300毫升水，隔水炖2小时，据口味调盐即可。

血瘀型：益母草三七炖乌鸡

食材　干益母草10克（鲜益母草15克）｜三七5克｜乌鸡150克｜蜜枣2个｜生姜片3克

功效　活血化瘀。

适宜人群　婚久不孕，月经后期，量或多或少，色紫黑，有血块，经行不畅，甚或漏下不止，少腹疼痛拒按，经前剧痛，舌紫暗，或舌边有瘀点，脉弦涩。

禁忌证　阴虚血少及妊娠者。

营养方解　（1）益母草：味苦、辛，性微寒，归肝、心、膀胱经。活血祛瘀，利水消肿，清热解毒。《本草正》："益母草，性滑而利，善调女人胎产诸证，故有益母之号。"
（2）三七：味甘、微苦，性温，归肝、胃经。散瘀止血，消肿定痛。《本草纲目》："止血、散血、定痛。"《玉楸药解》："和营止血，通利行瘀。行瘀血而敛新血。"
（3）乌鸡：味甘，性温，归肝、肾、肺经。补肝益肾，补气养血，养阴退虚热。《本草纲目》："补虚劳羸弱，治消渴，中恶，益产妇，治女人崩中带下虚损诸病，大人小儿下痢噤口。"
（4）蜜枣：味甘，性平，归脾、胃经。有补益脾胃、滋阴养血、养心安神、缓和药性之功能。

制作要点

　　将乌鸡去毛，切块洗净，再与洗净拣去杂质的益母草、三七、蜜枣、姜片放入炖盅内，注入300毫升水，隔水炖2小时，据口味调盐即可。

肝郁型：佛手玫瑰花茉莉花炖白鸽汤

食材　佛手6克｜玫瑰花5克｜茉莉花5克｜白鸽100克｜蜜枣2个｜生姜片3克

功效　疏肝解郁。

适宜人群　婚久不孕，月经后期，量多少不定，经前乳房胀痛，胸胁不舒，少腹胀痛，精神抑郁，或烦躁易怒，舌红，苔薄，脉弦。

禁忌证　脾虚便溏者。

营养方解 （1）佛手：味辛、苦，性温，归肝、脾、胃、肺经。疏肝解郁，理气和中，燥湿化痰。《本草再新》："治气舒肝，和胃化痰，破积。"

（2）玫瑰花：味甘、微苦，性温，归肝、胃经。行气解郁，活血止痛。《本草纲目拾遗》："和血，行血，理气。"

（3）茉莉花：味辛、甘，性凉，归肝、脾、胃经。平肝解郁，理气止痛，安神镇静。《饮片新参》："平肝解郁，理气止痛。"

（4）白鸽：味咸，性平，归肺、肝、肾经。滋肾益气，祛风解毒，调经止痛。

制作要点

将白鸽去毛，切块洗净，再与洗净拣去杂质的佛手、玫瑰花、茉莉花、蜜枣、姜片放入炖盅内，注入300毫升水，隔水炖2小时，据口味调盐即可。

痰湿型：陈皮苡仁赤小豆炖水鸭

食材 陈皮6克｜薏苡仁10克｜赤小豆15克｜水鸭150克｜生姜片3克

功效 化痰利湿。

适宜人群 婚久不孕，形体肥胖，经期延后，甚或闭经，带下量多，头晕心悸，胸闷泛恶，面色㿠白，苔白腻，脉滑。

禁忌证 妊娠者。

营养方解 （1）陈皮：味辛、苦，性温，归脾、肺经。理气健脾，燥湿化痰。《神农本草经》："主胸中瘕热逆气，利水谷，久服去臭下气通神。"

（2）薏苡仁：味甘、淡，性微寒，归脾、胃、肺经。利水渗湿，健脾止泻，清热排脓，除痹。《别录》："除筋骨邪气不仁，利肠胃，消水肿，令人能食。"

（3）赤小豆：味甘、酸，性微寒，归心、小肠、脾经。利水消肿退黄，清热解毒，消痈排脓。《神农本草经》："主下水，排痈肿脓血。"

（4）水鸭：味甘，性凉，归脾、胃、肾经。补中益气，消食和胃，滋阴解毒。

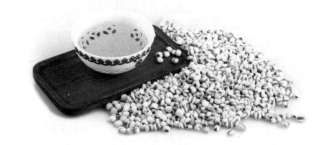

> **制作要点**
>
> 　　将水鸭去毛，切块洗净水飞，再与洗净拣去杂质的陈皮、薏苡仁、赤小豆、姜片放入炖盅内，注入300毫升水，隔水炖2小时，据口味调盐即可。

湿热证：车前草土茯苓炖龟

食材　车前草10克 | 土茯苓30克 | 龟150克 | 生姜片3克

功效　清热利湿。

适宜人群　婚久不孕，经行量多或经期延长，经色紫红，质稠或有血块，经前经期小腹灼痛拒按，痛连腰骶，带下量多，黄稠臭秽，小便短赤，舌红，苔黄腻，脉滑数或濡数。

禁忌证　阳虚、寒凝者。

营养方解　（1）车前草：味甘，性寒，归肾、肝、肺经。清热利尿，明目降压，祛痰止咳。《别录》："淋沥，不欲食，养肺强阴益精，令人有子，明目疗赤痛。"
　　（2）土茯苓：味甘、淡，性平，归胃、肝经。利湿，解毒。《本草纲目》："健脾胃，强筋骨，去风湿，利关节，止泄泻。"
　　（3）龟：味甘、咸，性平，归肺、肾经。滋阴潜阳，养血补心。

> **制作要点**
>
> 　　将龟洗净飞水，去内脏，切块，与洗净的土茯苓、车前草、姜片放入炖盅内，注入300毫升水，隔水炖2小时，据口味调盐即可。

寒凝型：当归川芎核桃炖羊肉

食材　当归10克 | 川芎5克 | 核桃15克 | 羊肉100克 | 生姜片3克

功效　温经散寒。

适宜人群　婚久不孕，月经后期延后，经量少，色暗有块，经行小腹冷痛，得热痛减，畏寒肢冷，面色青白，舌暗，苔白，脉沉紧。

禁忌证　　湿热及阴虚阳亢者。

营养方解　（1）当归：味甘、辛，性温，归肝、心、脾经。补血，活血，调经，止痛，润肠。《日华子本草》："破恶血，养新血，及主癥癖。"

（2）川芎：味辛，性温，归肝、胆、心包经。活血行气，祛风止痛。《神农本草经》："主中风入脑、头痛、寒痹，痉挛缓急，金疮，妇人血闭无子。"

（3）核桃：味甘，性温，归肾、肺、大肠经。补肾助阳，补肺敛肺，润肠。《本草纲目》："补气养血，润燥化痰，益命门，利三焦。"

（4）羊肉：味甘，性热，归脾、肾经。补虚益气，温中暖下。

制作要点

先将羊肉洗净切成小块，加酒飞水去掉羊膻味，再将生姜切片，与洗净的当归、川芎、核桃、羊肉放入炖盅内，注入300毫升水，隔水炖2小时，据口味调盐即可。

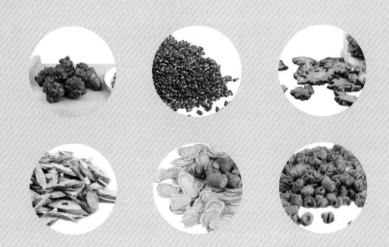

第四部分

沈氏食疗
验案精选

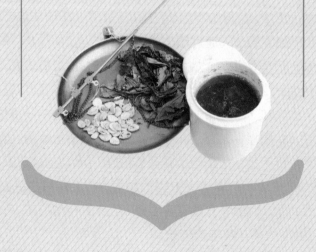

　　沈坚华教授行医40余载，一直重视药膳汤方在临床中的运用。沈老的学生根据多年收集的临床病例，整理出部分临床上与药膳汤方相关的临床小验案，供读者参考。

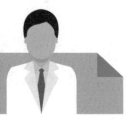

验案一　明修栈道，暗度陈仓

　　这是我们医院，也是我们科室的真实故事。

　　国家放开"二孩"生育政策后，很多人开始蠢蠢欲动。尽管自己年近半百，太太四十有五了，科里的一位主任还是想抓一抓机会的尾巴，看看能否搭上生育年龄上的末班车。半年之后，太太真的怀上了，妊娠反应很大，恶心呕吐，主任准备给予中药调理，无奈太太是西医妇产科的医生，坚决认为"是药三分毒"，不肯服用中药。熬到停经49天，B超检查结果给两人泼了一盆冷水，未见胎心管搏动！医生安慰说：再等一周复查。等待的7天是那样的漫长，终于熬到56天，B超结果依旧，未见胎心搏动，见一空囊状物，提示：胚胎停止发育！只得做清宫术。

　　之后，太太不但不愿意再孕，而且还出现背骶骨处发凉的症状，严重时冬天无论穿多少衣服都不能缓解，甚至要绑一个热水袋。尽管主任对生二胎心有不甘，但也无能为力。因为太太始终认为：小孩没生成，更不能吃中药来"毒"自己了。天有不测风云，这个症状未见好转，太太却又意外扭伤了左膝，越来越痛，关节肿得像面包，行走都困难了，磁共振检查显示：膝韧带撕裂，关节腔积液！多个专家认为：需要手术，最少要做关节镜检查。太太一听手术，又担心术后关节粘连，所以坚决拒行，无奈之下只得用中药试试，还提出一个不合理的要求，中药不能太苦。主任只好一面让她来医院做针灸，一面给她服中药，生二胎的事只能压在心中，太太这个情况还不知猴年马月才可以怀孕，年龄一天天在增长，希望越来越渺茫。

　　一天主任熬好中药，太太说："明天不要熬了，虽然不是太苦，但实在太难闻了，而且膝关节疼痛也没怎么好……"。主任听了，心里很不是滋味，因为心中还有"二胎"的念头，这样一来就真的只能作罢了。望着药罐中冉冉升起的水汽，主任脑中突然蹦出一个想法，为什么不试试中医药膳呢？这样说不定能一举两得呢。于是他运用沈氏药膳汤方，买来朝鲜的高丽参、吉林的鹿茸，还有红枣、枸杞子、核桃、三七等，交替用瘦肉或乌鸡，每天给太太熬一碗补气、补血、温肾、散瘀的药膳。有时主任煮药膳的时候忍不住偷笑，太太问："你为什么坏笑啊？"主任便说："没什么啊，我觉得你喜欢喝我熬的药膳，很开心啊。"只有主任心里明白：他这碗药膳除了治疗太太的关节伤之外，还在暗中为二胎调理！

随着天天一碗药膳，太太关节痛逐渐好转，肿也消了，太太的心情也越来越好了。终于，主任的计划实现了：太太"无意"中受孕了！太太却顾虑重重："吃了那么多药膳，自己又是高龄，会不会小孩畸形？"主任说："放心吧！那些中药只会对胎儿有益！"由于担心又像上次一样胚胎停育，这次太太没有固执，而是按主任的处方一直服用药膳，所有产前检查均提示正常。2018年7月剖宫产生下了一个7斤6两的胖小子。

太太终于彻底醒悟："我都觉得奇怪，你那么耐心地天天熬药膳，原来一开始就明修栈道，暗度陈仓，藏着生二胎的私心啊。"主任笑而不答，不置可否，太太皱眉刚想责备，扭头看见可爱的二宝竟然朝她微笑，顿时怨气烟消云散："就算你一开始欺骗了我，看在二宝的面子上，我决定不追究了！"主任笑笑，忍不住搂住了太太和二宝，突然发现多出两只大手搂住了主任和太太，原来上高三的大宝回来了："我真的好喜欢弟弟啊，哈哈哈哈。"无尽的欢乐充满了客厅，洋溢到每一个房间，从阳台、窗户、门缝飘向了外面的天空……

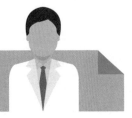

验案二　小小鸭汤治失眠

刘女士的苦恼是不知为何，每每夜里辗转反侧，彻夜难眠，一句话就是睡不着觉。经人介绍，几经周转，慕名而来，就诊沈师。初见此女，而立之年，相当瘦弱，一点红唇，谈吐不凡。一经倾诉，方知整夜难眠，即使入睡，也是一直做梦。望其舌象，尖红苔少，摸其手心，灼热一片，扪其脉象，细细数数。沈老认为：本案患者年轻女性，事业有成，工作压力大，加班应酬，睡得晚，长此以往，很容易有虚火，虚火扰神，故见难入睡，多梦，易醒。《金匮要略·血痹虚劳病》中，亦有"虚劳虚烦不得眠"的论述。手足心热，舌尖红，苔少，脉细数为阴虚之象。

综上所述，沈师认为，此属中医学不寐范畴，证属阴虚火旺。治宜益气养阴安神。遂予食疗方：花旗参百合炖水鸭。花旗参，味苦、微甘，性寒，归心、肺、胃经，具有益气养阴、清火生津的作用。《本草再新》："治肺火旺，咳嗽痰多，气虚呵喘，失血劳伤，固精安神，生产诸虚。"百合，味甘，性微寒，归肺、心经，具有养阴润肺、清心安神的功效。《日华子本草》："安心，定胆，益智，养五脏。"水鸭，味甘，性凉，归脾、胃、肾经，有补中益气、消食和胃、滋阴解毒之功效。此方采用花旗参5克、百合10克、水鸭150克，将水鸭肉洗净、切块，飞水，所有用料一起放进煲内，加水约300毫升，武火煮沸后改文火炖1小时即可。经过食用此汤2天以后刘某感到失眠有明显改善，1周后复诊，诉其竟可安然入睡梦乡甜。

以食物治疗疾病、养生保健的方法在我国历史上源远流长，特别是在人们生活质量日益提高的今天，健康长寿成为人们追求的目标，百姓对"药补不如食补"有了更进一步的认识和要求，利用饮食养生防病受到普通家庭的重视。因此，以膳食祛病保健的生活理念不断深入人心。食疗、食补既可使人享受美味，又可起到防病治病和保健益寿的作用，可谓一举两得、两全其美。

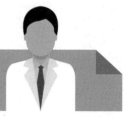

验案三　少女减肥至闭经，山斑鱼汤显神奇

一个18岁左右的小女孩，因月经1年余未来潮前来就诊。沈师询问病史，女孩13岁月经初潮，周期经量都比较正常，2年前开始出现月经紊乱，起初经量减少，逐渐只有点滴来潮，近1年月经未潮，基础体温监测提示不排卵。曾在外院治疗，使用黄体酮等激素，只有点滴出血，停药后月经又未潮，也在一些中医院和中医诊所调理，没有效果。

女孩形体瘦弱，面色苍白，厌食，睡眠差，大便量少。经过详细询问得知，女孩2年前开始节食减肥，每天只吃一点东西，基本不吃肉，体重下降了20多斤，还出现了头晕、乏力、健忘等症状。

原来女孩是因节食导致的闭经。沈师除了开中药治疗以外，还给女孩讲了很多闭经造成的危害，会影响以后的生育，甚至还可能加速衰老。女孩也意识到了自己的减肥方法是不对的，但长年节食已经损伤了脾胃功能，胃口很差。沈师让女孩的母亲，每天用山斑鱼一条，生姜3片，加少许盐调味，给女孩炖一碗浓浓的鱼汤，特意叮嘱女孩一定要喝下去。

女孩在母亲的带领下定期复诊，每天坚持喝汤。女孩说鱼汤非常鲜甜，即使胃口很差的她，也能保证每天喝一碗。一个月后，女孩月经还未来潮，但面色红润，形体较前丰润，脉象有力了许多，胃口也有明显改善。沈师让女孩继续服用中药，并继续喝汤。如果鱼汤喝腻了，可以换鲍鱼2只、瘦肉50克、黑芝麻10克、生姜2片炖汤，与山斑鱼汤交替喝。

再一个月后，女孩月经来潮，量较少，色淡红，两天干净，望诊其身材较前丰满，面色红润，以前的症状基本好转。沈师嘱女孩可以停止服用中药，仅以原食疗汤方继续饮用即可。

两个月后随访，女孩月经正常，体重增加6斤左右，面色红润，头晕、乏力、健忘等症皆消失，沈师嘱其注意补充营养，多吃肉类，勿再节食减肥。半年后随访，月经一直正常。一年的闭经患者，四处求医无效，就被沈师的中药和这山斑鱼、鲍鱼汤治好了。

对于无排卵性闭经患者，沈师很喜欢使用山斑鱼或鲍鱼之类的食疗方。山斑鱼肉味鲜美，营养价值极高，含有丰富的蛋白质、氨基酸，有填精益肾、滋阴养血、祛瘀生新、清热解毒等功效，一向被视为病后康复和体虚者的滋补珍品。鲍鱼含有丰富的蛋白质，还有较多的钙、铁、碘和维生素A等营养元素，是营养丰富的海产品。中医学来讲，鲍鱼性平、味甘咸，归肝经，具有养血柔肝、滋阴清热、益精明目的功能，是治疗妇女月经不调的佳品。

这个女孩是节食导致的闭经，长期的营养不良致缺乏蛋白质和脂肪，已经影响了卵巢的功能，如果不予纠正，可能发生卵巢早衰，后果不堪设想。药物可以纠正机体的阴阳寒热盛衰，饮食（尤其是肉类）可以加强机体的气血物质基础，这个病例是物质基础极度缺乏，如果只用药物，是"巧妇难为无米之炊"，很难达到效果。但患者长期节食，损伤了脾胃的运化功能，立即让她恢复正常饮食不容易，还可能更伤脾胃。山斑鱼汤营养丰富，口感鲜美，肥而不腻，对体虚者恢复饮食功能是最佳的选择。

沈师在治疗不孕不育的患者时，经常会问第一次前来就诊的患者是不是素食者，如果患者是素食主义者，沈师都会劝其在备孕和围产期间恢复食肉，如果不愿意配合的患者，沈师通常会放弃诊疗。沈师常说一句话："肉食就好比卵巢和精囊的汽油，汽油都没有，你再好的车，怎么开得起来呢？"

所以在沈师这里治疗的每个患者，每天一碗的汤方，是必不可少的。

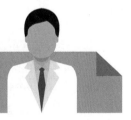

 验案四　突发咽喉痛，一汤见奇功

几年前，沈师在一个朋友的养生食疗汤馆小聚，突然有朋友带着一个人找上门来，那个人声音嘶哑，神情焦急，比画着寻求沈师的帮助。

沈师一问朋友，原来这个人是某个机关的一名领导，第二天要做一个重要的报告，可能因为思想压力较大，或者疲劳，傍晚时分突发咽喉痛，而且越来越重，眼看就要说不出话了。不能耽误第二天的重要任务，所以此人遍寻朋友，在一个熟人的推荐下找到了他们眼中的"神医"沈师。

沈师虽说是治疗不孕不育闻名，但其实治疗其他疑难杂症也是非常擅长的。在治疗感冒咳嗽等急症的时候，因疗效立竿见影，一剂药就见效，还被很多患者称为"沈一剂"，乍听上去有点像武侠小说中的大侠。所以熟悉他的人，只要有了什么急症或者疑难杂症，都会第一个想到去找他。

当时已经是晚上八九点钟，很多药店已经关门，买药再回家煲药的话时间紧迫。刚好汤馆里还炖着一些汤。沈师就在仔细查舌验脉后，辨证给患者选了一盅汤。患者将汤一饮而尽，顿觉口中香甜舒爽，半个小时工夫，咽痛竟然明显好转，能发出声音了。"救急"成功以后，沈师仔细开了药方，嘱患者回家按时煲药，并交代好饮食宜忌等事宜。

第二天，朋友打电话给沈师，说那位领导回家以后，咽痛症状好了大半，已经顺利完成工作报告。后来经过按时服中药治疗，很快症状完全治愈。此人对沈师佩服得五体投地，说喝汤居然比喝药还要神速。后来一位广东著名的女高音歌唱家，也因咽喉疼痛找到沈师诊治，喝了此汤，也是很快就能开声唱歌。

究竟是什么汤方这么神奇呢？沈师告诉我们，这就是橄榄雪梨炖瘦肉。制作方法也非常简单：橄榄15克、雪梨50克、瘦肉100克、蜜枣1个，生姜3克。将瘦肉洗净，飞水切块，雪梨洗净切片再与洗净的橄榄、蜜枣放入炖盅内，加清水250毫升，隔水炖1.5小时即成。

橄榄味甘、酸，性平，能清肺利咽、开胃生津、解毒；雪梨味酸甘、性凉，能清热解暑润燥；猪肉味甘咸性平，有滋阴润燥的作用。合而为汤则能清肺利咽，生津润燥。对肺胃燥热引起的咽痛、声音嘶哑，效果立竿见影，且汤味清甜甘润，不似药味苦涩，更得大家喜欢。

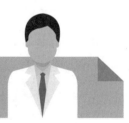

验案五　四条精子，也能生子吗

众所周知，男性精子量是数以亿计的，因为在完成受孕的过程中，精子需要"过五关斩六将"。首先在阴道分泌物中会被白细胞和巨噬细胞当作异物入侵消灭掉一部分，通过宫颈黏液会损失一部分，通过双侧输卵管时"跑错路"前往未排卵的一侧一部分，在穿过卵子放射冠时消耗一部分。其实最后能够和卵子相遇的已经是很小部分的精子，能够通过透明带与卵子结合更是只有唯——颗"幸运儿"。所以精子维持如此大的体量，只是为了保障在"重重障碍"中，能够有很小的一部分优秀精子"杀出重围"，从而完成受孕。精子浓度不足，属于生殖障碍的一种，多数精子数量不足的男性会导致不育症，不能正常拥有属于自己的后代。

但是理论上来说，受孕仅需要一条精子足矣。如果这条优秀的精子躲过了女性体内白细胞和巨噬细胞的清除，闯过了宫颈黏液，跑对了排卵一侧输卵管的方向，成功相遇了卵子，那么也是有机会受孕的。只是仅凭一条精子完成这样"高难度的任务"是非常困难的。

在六七年前，有一对年轻的夫妇前来就诊，主诉是结婚后三年未避孕未孕。女方检查无明显异常，男方查精液发现只有4条精子，后来多次复查，精子数也是不上两位数。很多大医院都给他们"判了死刑"，认为绝无可能自然受孕。当时还有医生说他们就算做试管婴儿希望也很渺茫。这对夫妻生育要求很迫切，也不愿意行试管婴儿，就辗转来到了沈师这里。

两人来到时就很颓丧，没有信心，只是说希望"死马当活马医"，让他们觉得自己尽力了，以减少遗憾。沈师第一时间就安慰他们，告诉他们受精的过程，并解释说理论上说只要是有一条精子就有受孕的希望。而男方仍有精子，证明不是生精细胞先天缺失，如果用中药调理是有希望提高精液浓度的，并辨证开了中药。让这对饱经磨难的夫妻顿时有了一点信心。

沈师告诫那位男士，药一定要吃，但药不是最重要的。《黄帝内经》所讲，男子精壮，需要先天肾气和后天水谷精微的共同滋养，同时还需要避风寒、慎起居、畅情志、节饮食等。沈师向患者讲述了大量的养生方法，并告诉他，早睡和喝汤是比服药更加重要的调理方式。每天晚上十一点之前要保证睡着，这是调摄精气的第一大法。"晚睡没药医"也是沈师常年挂在嘴边的一句话。

后天水谷精微，是先天肾气的重要补充。先天不能改变，就一定要充实后天水谷精微。患者平均每周来就诊一次，沈师就每周给他一条对症的汤方，让他一定要每天饮汤、食汤渣。这个患者先后服用过黑芝麻鲍鱼炖瘦肉、巴戟锁阳炖羊腰等多个汤方。在沈师的悉心调理、宽慰和指导之下，不到一年，患者的妻子自然受孕，并顺利产子。

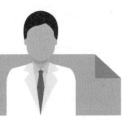

验案六　小蝎子通输卵管，比手术更快

输卵管具有运送精子、拾取卵子及把受精卵运送到子宫腔的重要作用，输卵管不通或功能障碍成为女性不孕症的主要原因。造成输卵管不通或功能障碍的原因是急、慢性输卵管炎症。

严重的输卵管炎症可造成输卵管完全不通，有些炎症虽未造成输卵管管腔堵塞，但内膜被炎症破坏影响内膜细胞的纤毛运动，并且由于瘢痕形成使输卵管壁僵硬，影响输卵管蠕动，从而影响精子和卵子的相遇和运送而致不孕。输卵管炎还可由于输卵管周围器官或组织炎症而继发，尤其是在输卵管伞部或卵巢周围形成炎症粘连，使输卵管伞部不能将排出的卵细胞吸入管内，与精子相遇，如化脓性阑尾炎、结核性腹膜炎等。

西医学认为，微创外科手术是治疗输卵管因素不孕症的主要方法。但是沈老却认为，手术解决的只是形态学上的通与不通、粘连与否，却解决不了患者本身盆腔包括输卵管在内的慢性炎症状态。这种慢性炎症的康复，有赖于中医药及中医综合疗法的辨证论治。倘若能够很好地利用中医"调和阴阳、损有余而补不足"的原理，治疗患者体质的偏颇，改善患者的整体及局部状态，才能恢复输卵管的生理功能，达到"治病必求其本"的终极目标。

今天就给大家分享一个沈师运用食疗使患者输卵管积水消散并顺利受孕产子的故事。患者是科室一位医生的亲戚，黄某，女，36岁，同居未避孕未孕十余年，数年前，患者受孕后自然流产一次，后再未怀孕。平素月经规则，28~30天一潮，量中，色鲜红，无痛经。B超监测提示有排卵。不孕不育抗体阴性。子宫输卵管造影提示双侧输卵管伞端积水，盆腔无造影剂弥散。广东省一家权威医院的医生告诉患者一定要手术治疗，否则无法自然受孕，患者惧怕手术，就委托亲戚介绍到沈师处就诊。患者就诊时面色晦暗，唇暗红，舌暗红，苔白稍厚，舌底脉络迂曲，脉细滑数，诊断为输卵管性不孕，辨证为血瘀夹湿热。使用中医中药综合疗法辨证施治后，沈师特意交代每天必须坚持煲汤，即食疗配合治疗。沈师此次选用的食疗方是赤小豆昆布蝎子瘦肉汤。赤小豆味甘、酸，性微寒，能利湿清热、解毒排脓；昆布性寒，味咸，能软坚散结；蝎子性平，味甘、辛，此处取其通络活血通输卵管之功效，三物加上瘦肉，使此食疗方有清热祛湿、消炎通络的作用。患者就诊8个月后，在我院行输卵管造影术提示双侧输卵管积水消失，盆腔有造影剂弥散。3个月后患者自然受孕，后剖宫产一男婴。患者及家属对沈师千恩万谢，说沈师用中药和汤方治愈了权威医院判断为必须手术才能解决的疾病，让他们婚后十余年的求子梦圆。沈师当时笑着说："不要小看中医，更不要小看食疗，只要辨证正确，效果事半功倍。"

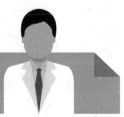

验案七　雪蛤红莲鹌鹑蛋，治疗卵巢早衰有奇效

卵巢早衰（POF）是指卵巢功能衰竭所导致的40岁之前即闭经的现象。特点是原发或继发闭经伴随血清促性腺激素水平升高和雌激素水平降低，并伴有不同程度的一系列低雌激素症状，如潮热多汗、面部潮红、性欲低下等。妇女的平均自然绝经年龄为50～52岁，绝经年龄存在着种族和地区分布的差异，但其绝对值相差不大。Coulam等总结1858例妇女的自然闭经情况，小于40岁的POF发生率为1%，小于30岁的POF发生率为1‰。原发闭经中POF占10%～28%，继发闭经中POF占4%～18%。徐苓等发现北京地区妇女POF发生率为1.8%。由此可见，POF在临床上并不少见。

西医学认为，POF的病因尚不明确，主要有两个因素，遗传因素与免疫因素。通过对家族史的仔细分析，家族性POF的发病率在不同的人群中报道分别为4%～31%，可见遗传因素在POF中占主要地位。X染色体的异常一直被公认为是引起POF的主要病因，随着分子生物学的进展，研究者们在常染色体上也发现了越来越多的与POF相关的候选基因。自20世纪50年代开始，研究者发现9%～40%的POF患者合并其他内分泌腺体或系统的自身免疫性疾病，如自身免疫性甲状腺炎、系统性红斑狼疮、重症肌无力、甲状旁腺功能减退、类风湿关节炎、特发性血小板减少性紫癜、糖尿病等。POF患者常合并两种或以上的自身免疫性疾病，所有伴随POF的自身免疫疾病中，甲状腺疾病是最常见原因，12%～33%的POF患者被检测出患有甲状腺疾病。

中医学认为，肾虚是卵巢早衰的基本病机。沈师认为中医药治疗可以改善临床症状，其中补肾填精、调理冲任、肝肾同治为基本治法。下面与大家分享一个沈师运用食疗治疗卵巢早衰的小故事。患者黄某，女，37岁，27岁出现卵巢早衰症状，当时FSH>40mIU/mL，丈夫知晓后仍愿意和其共结连理，6年前使用供卵及激素治疗，借助辅助生殖技术孕育生产一男孩，生产后FSH仍然高于40mIU/mL，继续使用激素替代疗法及植物雌激素维持激素水平。由于有要二胎的想法，3个月前至沈师门诊调理，希望能够让卵巢功能"起死回生"，能够自行孕育宝宝。沈师辨证后予补肾健脾、填精调冲任的中医综合疗法，配合一条食疗方——雪蛤红莲鹌鹑蛋治疗。雪蛤具有滋补益精、养阴润肺、补脑益智的独特功效，其主要成分包括：蛋白质含量51.1%~52.6%（雪蛤油蛋白质含量高达约56%）、脂肪4%、矿物质4.7%，并含有人体所需的18种氨基酸、蛙醇（胆醇）、不饱和脂肪酸（亚油酸、亚麻酸等）、核酸、磷脂化合物、多种维生素和钾、钙、铁、磷、镁、锰、硒等13种微量元素。雪蛤同时富含表皮生长因子，能促进细胞分裂，令皮肤细腻白皙、细胞再生，还含有少量有益人体的天然激素睾酮、雌二醇、孕酮等。红莲子补脾止泻，益肾固精，养心安神。鹌鹑蛋有补益气血、强身健脑、丰肌泽肤等功效，被称为"动物中的人参"，三者加上红糖炖制，使整个食疗具有补肾填精的奇效。在停用植物雌激素的情况下，3个月后患者复查血清FSH降至10mIU/mL。经过进一步调理后，月经恢复正常周期，令患者及家属惊叹不已，有了继续治疗的信心。

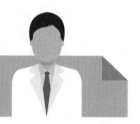

验案八　中医药让你青春无痘

　　中医食疗，是指在中医理论指导下利用食物本身的特性来调节机体功能，使其获得健康、预防疾病的一种方法。在跟诊沈师的临床过程中，也亲眼看见了很多典型病例，深刻了解到中医食疗的重要性。现在给大家分享一个让你青春无痘的食疗病例。

　　患者梁某，一外企白领职业女性，27岁，因"反复脸部痤疮10年"就诊，月经周期37~40天一行，量偏少，7天干净，口干无口苦，咽部少痰，手脚汗多，纳欠佳，眠难入睡，小便调，大便烂2次/天。体查：脸部痤疮、脓疱、炎性丘疹、结节、囊肿及部分色素沉着，鼻头呈酒糟鼻样改变、伴红肿、脓疱。舌体偏小，舌红，苔白腻，脉细。长期于各大三甲医院就诊，予中西医口服及外用药物治疗，也曾使用激素类药物，效果不明显。

　　患者就诊时穿着打扮非常时髦靓丽，脸部却带着厚重的口罩，心情郁闷，情绪低落，自卑。经过详细询问病史，患者户籍是湖南省长沙市，来广州10余年，平素爱吃辛辣刺激食物，外企公司职员工作压力极大，经常加班熬夜。沈师认为不规律的饮食及不良生活作息是导致痤疮的罪魁祸首。而且岭南地处亚热带，常年高温多雨，山多雾重，产生了湿热致病因素，岭南人也以湿热内蕴为主要体质特征。中医诊断：粉刺；月经后期。证属：肝肾阴虚，湿热内蕴。治宜：滋养肝肾，清热凉血。沈师除了使用中医中药综合疗法辨证施治，还于每次就诊结束时，都特意交代其每天坚持食疗配合治疗。沈师给该患者定的食疗方是：生地熟地炖瘦肉。组成：生地黄15克、熟地黄15克、瘦肉30克。制作要点：将瘦肉洗净、切块、飞水，所有用料一起放进煲内，加水约300毫升，武火煮沸后改文火炖1.5小时即可。

　　在治疗过程中，沈师还特别叮嘱患者禁食辣椒、生蒜、牛羊肉、海鲜、白酒、大虾等发物，保持心情舒畅，不能熬夜，夏季忌太阳直晒。中药内服调理，或许见效会慢些，但它是治本的，从根本上改善内环境。所以在抗痘过程中，痘痘出现增多是内毒在加速外排。嘱其勿用手挤痘痘，以避免感染，避免形成痘坑，切记勿外用激素类药物。

　　经过两个月治疗随访，患者脸部暗疮基本全部消退，心情愉悦，月经周期35~37天一行，量较前增多，纳眠可，二便调。所以对于肝肾阴虚、湿热内蕴的患者，沈师认为可使用生地熟地炖瘦肉汤食疗方。生地黄，味甘、苦，性寒，归心、肝、肾经，具有清热凉血、养阴生津的功效。《本草纲目》："生地黄，诸经血热，滋阴退阳。"熟地黄，味甘，性微温，归肝、肾经，入血分，质柔润降，具有补血滋阴、益精填髓功效。熟地黄是生地黄用黄酒拌焖、晒蒸的炮制品，所以功效有别，生地多用于清热滋阴，熟地多用于养血补肾。两者合用达清热滋阴兼补肾养血功效。《本经逢原》："生地黄治心热，手心热，益肾水，凉心血，其脉洪实者宜之。"若脉虚者，则宜熟地黄。

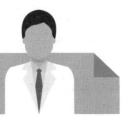

验案九　胃不和则卧不安，消食化积诸症除

2012年4月，一个姓苏的家长送来一个小男孩到沈师处就诊。男孩1岁7个月，痰多，皮疹2周。平时夜间睡眠易醒，不安稳，有半夜啼哭现象，次数多，乳牙生长慢（只有4颗），尿多，易出汗，舌质略红，苔白厚，食指络脉青。沈师辨证为食滞肠胃导致的不寐。因为小孩年纪小，不太能接受苦味的中药，所以沈师让家长使用食疗法消积导滞。食疗方为谷芽麦芽莱菔子鸭胗汤。

汤方简单，药材和食材很容易制备：谷芽30克，麦芽30克，莱菔子10克，鸭胗150克。做法也很简单，将鸭胗洗净，所有用料一起放进煲内，加水约600毫升，武火煮沸后改文火煮半小时即可。

一周后，小男孩咳嗽及痰液消失，皮疹消退，两周后胃纳明显好转，进食规律，量增加。4周后，牙齿增加至8颗，8周后牙齿增加至16颗，仍有尿多、睡眠不安稳的情况，但在12周以后，经予中药清肺热加上脐敷，尿多及睡眠不佳、半夜啼哭症状全部消失。

沈师常谓：胃不和则卧不安。明代张景岳对此解释为"阳明为水谷之海，气逆不降，则奔迫而上，所以不得卧。不安，反复不宁之谓。今人有过于饱食，或病胀满者，卧必不安，此皆胃气不和之故"。本案患儿虽然见易感冒、发育迟缓等一派虚象，然沈老认定其为脾胃运转失司所致，故以谷芽麦芽莱菔子鸭胗汤消其积滞，使其脾胃恢复运转而诸症皆除。

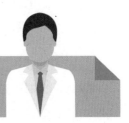

验案十　阳痿皆因气血虚，大补精血送子来

记得几年以前，一位在福建经商的老板经朋友介绍来沈老处就诊，希望调理生二胎。该患者自诉平时比较注重养生，每天都进行大量运动，肉类只吃一点点，身材看起来比较健硕，但经常感觉到很疲倦。刚开始就诊时常顾左右而言他，后来沈老耐心交流后他才说最近几年房事往往力不从心，勃起硬度不足，一触即泄。在当地就诊治疗，乃至服用"伟哥"等均未见明显效果。

就诊时症见疲倦无神，面色萎黄，畏寒，手足冷，腰膝酸软，口淡不渴，纳眠尚可，小便清长，夜尿2~3次，大便稀溏，性欲欠佳，勃起不坚，无晨勃，早泄，舌淡白，苔薄白，脉沉无力。沈老辨证为脾肾阳虚证，处予温阳补肾健脾的中药汤剂，同时更明确指出他是由于长期消耗太大，补充不足，饮食不均衡尤其是肉类进食不够所致，反复叮嘱他要注意增加肉食摄入，每天炖汤来补充营养。午餐汤方为高丽参6克，虫草3克，牛腱150克；晚餐汤方为鹿茸3克，龟胶10克，瘦肉150克。

患者就诊后回到当地，因忙于生意，中药还未开始吃，但交代家中保姆每天按照沈老的处方来炖汤，如两餐不在家吃就早餐喝高丽参虫草汤，晚上回家喝鹿茸龟胶汤当宵夜。一周后来电，说喝了一个星期炖汤，明显感觉人精神了，早上基本都能勃起，虽然硬度仍然觉得不够，但有欲望进行性生活了。

又过了一周，患者兴奋地致电沈师，说觉得自己的男性雄风又回来了！并表示一定会按照处方坚持炖汤。

3个月后，患者托朋友带了一些小礼物给沈老，里面附有感谢信一封。原来他重振雄风后成功造人，在月初的时候太太B超证实怀孕了。后来随访生下了一儿子。

沈老经常向我们强调，经济基础决定上层建筑，物质基础决定功能状态，本案患者正是由于长期饮食失衡导致性功能下降，应该要以血肉有情之品大补精血，才能较快见到疗效。所以食疗炖汤中除了用高丽参大补元气、健运脾胃、加强吸收，还用了鹿茸、龟胶等养血益精，起到了壮阳起痿之奇效。

验案十一　**"补对了"才是真的好**

我虚不受补怎么才能补身体？不用"壮阳"就能助孕？临床上经常有患者朋友这样问我。很多患者有一个误区，认为一定要大温大补才叫补。其实人体的"虚"并不是只有"阳虚"一种，温补只是补益的其中一种而已。"虚"大致可分为阴、阳、气、血四种，所以补益也可分为滋阴、温阳、补气、补血。因此并不存在"虚不受补"，只是没补对方向，只要"补"的方向对了，就不会出现"虚不受补"。又或者当身体内存在"湿、热、瘀"等"邪"的时候，就会阻碍对"补品"的吸收，导致补益的效果欠佳，这个时候就要先"祛邪"，才能"安正"。下面这位患者就是以祛邪安正、滋阴清热为法则治疗后成功受孕的。

周女士，31岁，曾因"不孕，反复外阴瘙痒"在各大医院诊治一年余，予清热祛湿活血中药内服及阴道局部用药，未效。2012年4月在我科住院行宫腹腔镜检查术示盆腔子宫内膜异位症。术后转至沈师处就诊。患者除了上述症状外，时常觉得五心烦热，夜间尤甚，严重时无法安睡。舌红少苔，脉弦细数。当时的诊断就是不孕症（气阴两虚）。辨证予中药处方，用的是补肾阴的益肾方加清虚热的白皮饮，再加麦冬、浮小麦等养阴之品，并叮嘱患者配合食疗汤方：花旗参浮小麦百合炖瘦肉或乌鸡汤，每日一次。一周后复诊，诉只是间觉左下腹隐痛，其余症状明显好转。觉得汤很好喝，晚上的睡眠质量好了，整个人的精神状态明显好转。随后继续加减用药大概3个月，因患者要回老家一段时间，就停了中药，嘱咐她坚持药膳炖汤调理，可以用上述的汤方，或用玉米淮山鲜鲍鱼（连壳）炖瘦肉汤交替。约两月后，接到患者电话，欣喜告知已成功受孕。

这个例子很好地体现了药膳也是一种重要的治疗手段。患者本为肾虚，初诊时虚热内扰明显，故宜祛邪安正，处方予益肾方加白皮饮加减补肾滋阴清虚热，并嘱其食用花旗参浮小麦百合炖乌鸡汤。花旗参浮小麦百合炖乌鸡汤是专门用于益气养阴、清虚热的，正好对症，所以患者食用后效果明显。而且药膳炖汤口感比喝中药好多了，患者更容易接受，能坚持食用，疗效得以巩固。本例患者未用大温大补之品，仍可顺利受孕，证明"祛邪安正"之重要性，"补"对了才是有用的。

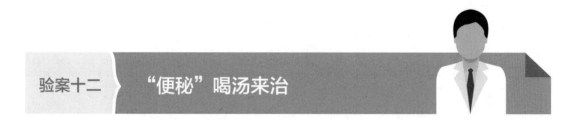

验案十二　"便秘"喝汤来治

一天，有位72岁的老伯来就诊，主诉就是"反复便秘十余年"。其大便偏干，排便费力，常需使用开塞露才能排出，伴腰膝酸软。曾服用中药、电视广告保健品等治疗，开始治疗时症状有所改善，后效减，停药后无效。初诊辨证给予中药内服，并嘱患者每日煲汤，黑芝麻瘦肉炖鲍鱼汤。复诊时患者神情轻松，说排便顺畅了，胃口也好了。继续调理了约1个月后停服中药，嘱其继续煲汤调理，感冒或腹泻时停服，如有不适随诊。一直未见其复诊，直到大约半年后的一天，老伯带着另一位老人家来就诊，说这半年来每周喝这个汤2~3次，便秘未再复发，连原来的满头白发也居然长出了黑丝，腰膝酸软的症状也改善了。觉得甚是神奇，这次是专门介绍老朋友来调理的。

　　中医学认为，老人便秘多属肾虚津亏所致，常伴有气虚，大肠传导无力。这个汤方中的黑芝麻味甘，性平，有滋补肝肾、润肠通便的作用；鲍鱼味甘咸，性平，有滋阴益精、清热明目之效；猪肉为血肉有情之品，能补益气血，长期食用有补益肝肾、滋阴益精、润肠通便之效。不过要记住，如果是热盛导致的便秘者不宜服用。

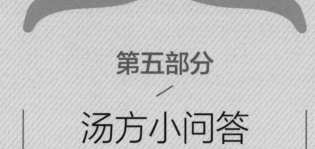

第五部分

汤方小问答

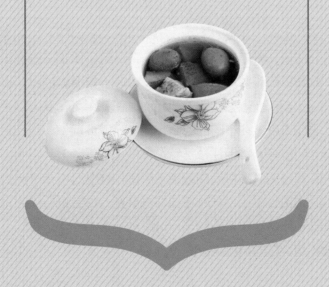

关于食疗"那些事"

1. 为什么要使用药膳炖汤来调理身体？

　　"民以食为天"，饮食文化在国民心目中是非常重要的。一日三餐吃什么，决定了你的身体怎么样。汤是一种既富营养又易消化的食物。营养学家的一项调查表明，在6万多名接受营养普查的人中，营养状况良好的人正是经常喝汤的人。汤汁能在小肠中均匀分散，营养物质很容易被消化、吸收。所以，坚持正确喝汤可以对身体起到持续调节的作用。正所谓"冰冻三尺非一日之寒"，长期的不良生活习惯对身体造成的伤害不是一天两天就能改变的，需要持续一段时间的调养才会有所改善，喝汤无疑是一个很棒的选择。

2. 什么时候喝汤比较好？

　　俗话说"饭前喝汤，苗条又健康；饭后喝汤，越喝越胖"，这是有一定道理的。饭前先喝几口汤，将口腔、食管润滑一下，可以防止干硬食物刺激消化道黏膜，有利于食物稀释和搅拌，促进消化、吸收。最重要的是，饭前喝汤可使胃内食物充分贴近胃壁，增强饱腹感，从而抑制摄食中枢，降低人的食欲。

　　不同功效的炖汤应该在不同的时间食用。一般情况下，炖汤建议选择在早上或者中午喝会比较好，特别是参类等有补气提神等功效的汤水，尽量在中午前食用，以防阳气亢盛影响夜间的睡眠。尽量与进食正餐错开半小时至一小时左右，更利于消化和吸收，不影响正餐的进食量，或者直接作为早餐的一部分来食用。如果是安神助眠作用的炖汤，可以在晚饭前食用。夜间临近睡眠时最好不喝大量汤水，以免起夜影响睡眠。

3. 喝汤和服药的时间怎么安排？

　　很多服用药膳汤的患者都是正在进行"中医综合疗法"治疗，要求服中药、喝药膳汤、穴位贴敷、中药沐足等全套做足。"中医综合疗法"采取多途径给药，大大提高了治疗效果，缩短了治疗时间，在临床运用中证实比单纯内服药物效果明显。但是每天至少吃两次中药，还要喝汤、保证一日三餐的进食量，很多人表示不知道该怎样合理安排。上班族们白天上班，中午不回家，晚上下班回家吃过晚饭，一个多小时后再服用中药，如果还要喝一碗汤再睡觉的话，可能会引起肠胃不适或影响睡眠。我们建议大家可以使用电子炖盅，晚上睡前将汤料配好下锅，调好定时，早上起床时汤已经炖好，喝汤吃"渣"，再配上一些主食如面条、包子、馒头等，便是一顿既营养又美味的早餐了。

4. 药膳汤能不能泡饭吃？

有些人喜欢吃饭的时候用汤来泡饭，其实这样做不太好。我们吃饭的时候，需要咀嚼食物。不只是把食物嚼碎，由唾液将食物拌匀更有助于消化。汤泡饭直接将饭泡软，减少了咀嚼过程，食物未经唾液的消化就进入胃，给胃肠增加了消化负担。汤水最好在饭前或饭后一小时左右饮用，利于食物和药物的吸收。

5. 能不能喝"热"的汤？

广东人爱喝汤，尤其爱喝烫嘴的"热"汤。人体黏膜只能耐受60℃以下的温度，超过此温度就会烫伤口腔、食管和胃部黏膜。长期如此会增加口腔癌、舌癌、食管癌、胃癌的发生率。所以喝汤不能追求烫嘴的口感，饮用50℃以下、口感温热的汤更健康。

6. 煲好的汤在冰箱中可以存放多久？

有些朋友没有时间煲汤，喜欢一次性煲好一大锅储存在冰箱中，每天勺一些出来加热喝。一般肉汤在冰箱中存放2天左右就会造成营养损失，即使没有变质，味道和营养也大打折扣，还是当天煲汤当天食用最好。如果一定要存放在冰箱中，需用加盖的密封容器把汤按每天的分量分装好，每天取1盒充分加热后饮用，不要超过2天。如果发现汤变味，立即倒掉不要饮用。

7. 多喝汤会发胖吗？

正确的喝汤是不会造成过度肥胖的，反而可以调节体重，使瘦人长肉，胖人减脂。变胖是因为摄入的能量长期大于消耗的能量，多余的能量就会转化为脂肪囤积在体内。汤的能量相对较低，如果配合正确的汤方，可以通过调理体质来调节体重。如脾虚湿重的虚胖型患者，饮用一段时间健脾化湿的炖汤后，可以有效去除体内的湿气，减轻体重。而脾胃虚弱导致消化吸收不良的患者，饮用健脾助运的汤水可改善吸收，增加体重。所以根据体质或辨证选用汤方，掌握好喝汤的时机，日常三餐的食材搭配均衡，再加上适当的运动，是不会造成肥胖的，可以放心饮用。

8. 药膳汤要每天都喝才有效吗？

有些患者会问，药膳汤要天天喝吗？如果工作很忙没时间，一周喝两三次可以吗？我们的建议是每天都要喝汤。如果把人体的脏腑功能比作一辆车，汤水就好比汽油，没有汽油，再好的车也跑不动。对于期望生育的朋友，尤其是平时经常加班熬夜、三餐不定时的朋友，脏腑功能已经受损，气血都透支了，身体处于亚健康状态，一款合适的炖汤就像给身体重新加满了油，再配合药物的调理，能起到事半功倍的效果。如果没有足够的营养支撑，受损的脏腑功能就很难恢复正常，透支了的气血无法快速补充，所以每天都坚持喝一碗汤水是非常重要的。

9. 喝汤的时候要不要吃汤渣？

要吃汤渣。有人做过实验，用鱼、鸡、牛肉等含有高蛋白质的不同原料煮6小时以后，看上去汤已经非常浓了，但蛋白质的溶出率只有6%～10%，还有85%以上的蛋白质仍然保留在"汤渣"中。也就是说汤无论煮多久，肉类的营养也不能完全溶解在汤里。还有一些药材，也不能做到所有成分都溶于汤中。所以一般的人群喝汤水之后还要吃"渣"，既可以饱腹，也可以不浪费营养。有的朋友觉得煲过汤的肉很"柴"，不好吃，可以把肉类切成小块，或剁碎以便于出味，等药材煲出味后再加入肉类炖煮20～30分钟即可，这样肉可以保持一定的鲜味，肉质也不会太干，更好入口。

10. 汤方里一定要加肉吗？如果是素食主义者怎么办？

素食主义是很多人认为的健康饮食方式。有的人除了不吃一点肉类，蜂蜜和奶制品也一点都不碰。虽然蔬果会对人体产生很好的作用，例如使皮肤变好、净化血液等。但是经过研究调查，长期保持素食的朋友易导致脂肪、蛋白质和微量元素的摄入不足，而这些物质可以很好地调节内分泌。雌激素分泌和脂肪有着很大的关系，脂肪摄入不足就会影响女性卵巢的功能，影响排卵，易导致流产，对于男性来说可能会导致性欲下降、早泄、勃起功能障碍，而且精子和卵子的质量都会受到很大的影响。明星大S是素食者，为了备孕需要也恢复了肉食。所以我们不建议备孕的朋友们长期素食。我们的汤方基本是含有肉类或者动物成分的（如鸡蛋、内脏等）。从中医学的理论来说，各种肉类属于血肉有情之品，可以补益气血，有助于改善脏腑功能。所以素食主义的朋友如果想生育一个更健康的宝宝，建议暂时改变饮食习惯，增加肉类食物摄入，均衡营养。

11. 我自己可以配置药膳汤吗？

本书的读者是针对大众人群，其中部分是接触过沈师的患者，部分是对中医学有一定认知的人，部分是没有中医学知识的读者。我们如何在本书的指导下选择合适自己的汤方呢？

对于一般人群，可以根据体质汤方来选择。本书的体质汤方部分，用症状、体征概括了九种体质人群的大致分类，问答部分也提供了看舌象辨体质的知识，有中医学知识的读者可以自行判断自己的体质，没有中医学知识的读者可以去当地中医院找专业人员为自己进行体质辨识，然后根据体质选择汤方。

一般人群还可以参考季节汤方进行选择。本书的季节汤方部分，列出了大量适合不同季节的汤方，平和体质的人群可以根据季节适当选用。

不孕不育特定人群需要专业的指导。在本书不孕症汤方章节中列出了沈师多年临床经验积累的效验汤方，根据不同的病种和不同的证候选择不同的汤方。这部分需要专业知识，要在医生为自己诊病和辨证以后，再对照本书选择适合的汤方。沈师的患者每次就诊时，可向沈师询问这个阶段需要喝什么汤方，待沈师指定以后，可以根据本书的指引进行选材和制作汤方服用。

12. 感冒、腹泻等时候能否喝汤？

在突发一些急性病症的时候，如感冒、发热、腹泻等，需要停用正在饮用的滋补炖汤。感冒咳嗽时一般可以炖瘦肉水服用，既清淡又可以加强营养；或者根据辨证服用南北杏川贝炖鹧鸪、倒扣草石斛炖瘦肉等，可化痰止咳、清热润燥。急性腹泻期最好禁用汤水，前往医院治疗，慢性腹泻可根据辨证食用汤方。总体原则是当身体出现急性病变时，停用之前的汤方，在医生的指导下重新辨证、选择合适的汤方。

13. 喝汤后如果出现不舒服怎么办？

有些人喝药膳汤后会出现一些不适，如口干、多梦、轻微腹泻等。可能的原因有：第一，辨证不对，误服了不适合自己体质的汤方，需要重新辨证，或咨询有资质的中医师。第二，食材太过油腻、炖煮时间过长导致过于温燥，或者药物用法用量错误等，需要严格按照书中的制作方法进行操作。第三，排毒的正常反应，一些湿热体质的朋友在服用清热祛湿的汤方后，因为湿热之邪从二便排出，会出现小便黄和轻微腹泻的症状，这是正常反应。判断的方法就是腹泻后如果觉得全身轻松舒爽，便是除湿热的正常反应。如果腹泻以后仍觉脐周隐痛、便后不爽、身体沉重、精神差，这是病理反应，需要寻求医生咨询和治疗。

14. 小儿误服成人汤方后怎么办？

一些成人的汤方含有鹿茸、红参等较温热的滋补品，或者含有雪蛤等雌激素含量比较高的药物，不适合儿童服用。但汤方药材含量不高，若儿童只是偶尔误服一次，可以多饮水和观察，未出现异常则无需就医。若儿童长期误服汤方，并出现症状，需要到医院诊治。监护人需要看护好儿童，不要误食成人药膳炖汤。

15. 我喝了一个月汤，怎么感觉体质还是没改善？

体质是一个人先天因素加上后天生活习惯而长期沉淀形成的特征，是比较长一段时间内不容易改变的。通俗一点说，就是常年熬夜、嗜吃肥腻食物、烟酒不离手所伤害的身体，不可能喝几碗汤就能够恢复。但愿意喝药膳汤养生，意味着改变生活方式的开始，意识的转变就是走出了恢复健康的第一步。一个人下决心调养身体、改善体质，就需要避风寒、慎起居、节饮食、调情志。需要改掉以前所有不好的生活习惯，再配合适合自己的养生汤方。长期坚持辨证施食及动态调整，体质就会改善，自然会获得一个好身体。

16. 我觉得自己适合喝某一汤方，但有医生说我不能喝怎么办？

有一定中医学知识的读者，或者本身就是中医师，能准确地判断自己的体质和证候，可以自行选择汤方。不具备这方面知识的朋友，最好听取医生的建议，选择有资质、有经验的中医师指导自己选择汤方，可以达到事半功倍的效果。如果饮用某些汤方后觉得很舒适，也可以听从自己身体的判断来选择。

17. 如何选择煲汤用水，自来水、矿泉水、纯净水哪种好？

如果是在水质比较好的地区，以上三种水都可以用来煲汤，没有大的区别。

在污染严重地区自来水杂质较多，不建议直接使用；一些地区的自来水氯气味比较重，也不建议用来煲汤，会影响口感；矿物质含量高的地区，自来水或矿泉水水质偏硬，煮开后会形成很多水垢，也不适合煲汤。以上地区选用纯净水或者过滤水来煲汤会更好。

18. 炖汤加多少水合适？

炖汤的水量取决于食材的量和饮用的人数。一般一人分量的炖汤，加水250～300毫升比较合理，既保证了食材成分的溶出，又不会太饱腹。煲汤时一般加水1000～1500毫升。如果两人或三人分量的汤，可以按照比例酌情增加食材的分量和水量。

19. 如果觉得药膳汤口感不佳，可以加其他调味品吗？

沈师的药膳汤方除了疗效明显以外，一大特色就是口感好，易于入口，没有药材的苦涩味和异味。沈师本来就是一位美食家，在调配汤方时，不仅根据药材的功效，还考虑到炖汤的口感，尽量做到既美味又有效。沈师近30年前就策划指导经营汤馆，书中很多汤品都备受顾客推崇，成汤鲜甜，功效显著。药膳汤中除了汤料、食材以外，可以用少许生姜调味，去除肉腥味；口味较重的人群可以加少许食盐调味，但不宜过量；部分汤方可以加少许蜜枣或冰糖调味。其余的调味料最好不要加入药膳汤，以免破坏药性。

20. 汤方喝了一段时间，要不要换方？

药膳汤和药物一样，不建议"一方到底"，长时间使用一种汤方反而不能起到很好的补益作用，当症状和体质有变化时就需要及时调整汤方。如何判断什么时候要改方呢？第一，就诊时咨询医师，判断是否需要更换汤方。沈师的患者一般都是每周就诊1～2次，每次都根据症状调整汤方，所以疗效明显。第二，根据自我感觉调整。不能经常复诊的朋友可以根据自我感觉进行调整，例如一个阳虚体质的人，在长期饮用温阳汤方后，怕冷等症状渐觉好转，甚至出现了口干、多梦等"热"象，就可以根据体质的变化更换汤方。第三，季节更替时要调整。平和体质的人群可以随季节变化选择适合的汤方，比如春季宜升阳化湿，秋季宜润燥清肺等。第四，妇女可根据月经周期调整汤方，月经期、排卵期、黄体期、妊娠期、产后期都有不同的汤方，建议咨询有经验的医师进行调整。

21. 喝汤方时能否吃水果？

中医学认为水果是生冷食物，有碍脾胃，容易生痰生湿。一般情况下，苹果、橙、雪梨等这些较为平和的水果是可以适量吃的，奇异果、火龙果之类也可适当吃点。如果身体没有特殊不适，每天吃200克左右没问题，但不能多吃，且最好与进食药膳间隔1小时以上，苹果、橙、雪梨等加热后更适合脾虚的朋友食用。服用汤方期间，最好不吃芒果、菠萝、荔枝、哈密瓜、榴莲等湿热的水果，或者西瓜、山竹这种寒凉的水果。在咳嗽、腹泻期间忌食水果。

22. 月经期能否服用药膳？

药膳不同于中药，它的作用比较温和，一般月经正常的女性可以在月经期服用专门的药膳，如益母草当归鸡蛋红糖水、木耳玫瑰花炖兔肉等，有活血化瘀止痛的功效，适合经期服用3～5天，尤其是经行多血块、痛经的朋友，服用后能有效缓解症状。如果服用后出现月经经期过长、淋漓不尽的情况，最好咨询医生。

不同人群有宜忌

1. 药膳炖汤适宜人群有哪些？

药膳炖汤多用于养生保健，正确使用可起到一定预防疾病、促进疾病康复的功效，或在疾病的某一阶段用于辅助治疗和调养，适合绝大部分人群使用。药膳炖汤既可丰富人们的饮食文化生活，还有防病治病、保健强身、润肤美容、健脑益智、减肥轻身、健骨强腰、延年益寿等作用，尤其适合以下人群食用。

脾胃虚弱患者：对于本身有消化系统疾病或脾胃虚弱的朋友而言，易消化又营养丰富的药膳炖汤是尤其适合的，能起到健脾养胃、行气助孕、促进吸收、补充营养的作用。另外要注意饮食应适时、适量、适温、无刺激，以温、软、淡、素、新鲜为宜，做到定时定量，少食多餐。

糖尿病患者：糖尿病患者要注意尽量少吃能快速提升血糖的糖分含量高或者淀粉、脂肪含量高的食品，因为这些食物都很容易转化为葡萄糖。宜选择一些健脾益气、补肾滋阴的药膳炖汤，在饭前或两餐之间饥饿时食用，有助于增加饱腹感，补充丰富的营养，还能改善糖尿病患者口渴、多尿的症状。药膳炖汤口感好、味道鲜美，更易于被糖尿病患者接受，能帮助他们控制饮食，调节血糖。

女性：由于女性有经、带、胎、产的生理特点，更需重视卫生保健，无病先防，有病早治，减少妇科疾病发生。一般来说，青春期常因肾气未充，易导致痛经、月经不规律等疾患；育龄期由于胎产、哺乳，数伤于血，肝肾失养，常出现月经不调、白带异常、胎前产后等病；绝经期前后因脾肾虚衰，易发生绝经前后诸证、子宫脱垂、恶性肿瘤等。选用药膳炖汤可养颜美容，调理体质，辅助治疗疾病，预防和减轻女性各个时期的常见病症。

小儿：小儿的生理特点为脏腑娇嫩，形气未充，生机蓬勃，发育迅速。其病理特点为发病容易，转变快速，脏器清灵，易趋于康复。无论是日常或患病时期，都可以辨证给予药膳炖汤，无病时以调理脾胃、益气固表为主，患病时可选择适当的药膳炖汤以帮助患儿缓解症状，促进身体康复。药膳炖汤口感鲜美，不像药物那样难以下咽，小儿易于接受。小儿如因脾虚食积化热引发久咳不愈，给予谷芽麦芽陈皮炖鸭胗，清热消食、健脾化痰。

2. 药膳炖汤适宜"三高"人群吗？

适合。所谓"三高"：即高血压、高血脂和高血糖，是心脑血管疾病的罪魁祸首，是代谢失调的体现，严重危害现代人的健康。日常生活中的饮食调节是防治疾病、延缓疾病进程、改善并发症的重要方法。药膳炖汤可有辅助降压、调脂、降糖的作用，正确选择能有效改善"三高"人群的日常生活质量。

3. 备孕中的女性适合食用药膳炖汤吗？

非常适合。备孕中的妇女更需重视营养的补充和体质的调整，药膳炖汤营养丰富、易于吸收，不仅能增加营养，还可以起到防治疾病的作用，经医生指导选择合适的食疗汤方，更有利于受孕和安胎养胎。

4. 我的药膳炖汤全家都能喝吗?

　　有些朋友图省事,自己一个人来看诊,问询了适合自己的药膳汤方,回家后自行加大剂量煮给全家人喝。这种做法是不对的。每个人的汤方都有很强的针对性,不仅针对这个人的年龄、体质,还针对他或她当下的证候,所以不同的人需要服用不同的汤方。即使是同一患者,过几天症状不同,汤方也会随之变化。如此个性化的汤方,配合药物,才能让疗效立竿见影。一个家庭里的每个人可能体质都不一样,所以一个汤方并不适合全家人共同享用。每个人体质不同,症状不同,饮用别人的汤有时候甚至会起相反的作用。另外,小儿和老人不一定适合食用一些过于补益或寒凉的汤方。所以一人一汤,遵医嘱,不能自行让他人服用。

5. 痛风患者是否可以食用炖汤?

　　可以。不过制作方法有讲究,而且应在医师指导下选择一些补肾利尿的炖汤食用,避免选用嘌呤含量高的食材来制作炖汤,如海鲜类、豆类、菌类等,在急性痛风性关节炎发作期暂停食用炖汤。痛风是由于嘌呤代谢障碍所导致的一组慢性代谢性疾病,嘌呤代谢不出去,在体内引起血清尿酸增高。它的临床特点就是高尿酸血症,以及反复发作的急性痛风性关节炎,出现尿酸性肾脏病变和尿路结石,甚至形成痛风石。

　　嘌呤是在高温的作用下生成的物质,跟汤和肉的比例以及熬汤时间长短都有关系。通常高温煮沸超过30分钟后嘌呤的生成会大量增多。炖汤不是采用高温煮沸的方式,而是利用高温的蒸汽来使食物的营养物质释出,这样汤里面的嘌呤较少。另外,在制作炖汤的时候,可以先炖煮药材,把肉类食材切成小块或剁碎,待药材出味后再加肉类食材炖煮20分钟左右即可,通过缩短肉类食材的炖煮时间,或者选用高压锅炖汤缩短炖煮时间,进一步减少嘌呤的产生。

6. 蚕豆病患者饮用炖汤有什么注意事项?

　　蚕豆病是一种葡萄糖-6-磷酸脱氢酶(G-6-PD)缺乏所导致的疾病,表现为食用新鲜蚕豆后突然发生的急性血管内溶血。炖汤时应避免使用含有薄荷脑、樟脑等成分,以及黄连、牛黄、熊胆、珍珠末、腊梅花、蚕豆等食材。

7. 脂肪肝患者饮用炖汤有什么注意事项?

脂肪肝患者忌食肥甘厚味，需减少高能量摄入，坚持合理的饮食搭配，宜进食瘦肉、鱼类及新鲜蔬菜等富含亲脂性和高纤维类物质的膳食。脂肪肝患者多体型肥胖，体质偏痰湿或湿热，宜选用健脾祛湿、清热利湿的炖汤饮用。

8. 甲状腺功能亢进患者饮用炖汤有什么注意事项?

甲状腺功能亢进的朋友宜进食清淡，多食用含纤维素高的蔬菜、水果及营养丰富的瘦肉、鸡蛋、淡水鱼等食物，避免暴饮暴食，慎用海产品。甲状腺功能亢进患者体质易偏阴虚，炖汤宜滋阴潜阳、养阴生津为主。

9. 甲状腺功能低下患者炖汤有什么注意事项?

甲状腺功能低下的朋友饮食宜丰富多样，进食高能量、容易消化的食物，忌食油腻、辛辣之品。甲状腺功能低下患者体质易偏阳虚，炖汤宜益气温阳、补益气血。

10. 肾病患者可以喝炖汤吗?

可以少量食用，建议在医生的指导下选择合适的炖汤。肾病患者饮食宜清淡，选用易消化的食物，禁食海鲜、牛羊肉、辛辣刺激性食物、酒以及一切发物，比如五香大料、咖啡等，要严格控制盐和蛋白质的摄入量。

11. 肾虚的人长期喝汤会患肾病吗?

中医学论述的肾与西医学论述的肾，是两种不同的概念。一般来讲合理服用炖汤不会引起肾病，可以选择有补肾作用的炖汤来调理身体。但是肾病患者如果选用炖汤食补，请遵医嘱。

12. 有胃病的人食用炖汤会使胃病加重吗?

不会。前面也提到了，药膳本身可以作为治疗胃病的一种手段，有调理脾胃的功能，正确选择和食用不会使胃病加重。

13. 手术后服用药膳会不会影响伤口愈合？

腹部手术后的患者，肛门排气前可少量饮用具有行气通腑作用的炖汤，以促进胃肠功能恢复，如陈皮炖瘦肉水等，要尽量清淡少油。肛门排气后，可以按辨证辨病予以药膳炖汤，调补气血，巩固疗效，促进伤口愈合。

14. 肿瘤患者服用药膳，营养会不会被肿瘤吸收，使病情恶化？

恶性肿瘤的发生是在脏腑阴阳气血失调、正气衰弱的基础上，外邪入侵，痰、湿、气、瘀、毒等搏结日久，积渐而成。"邪之所凑，其气必虚"，特别是术后或晚期，正气愈虚，毒瘀仍留。所以不管在治疗的任何时期，如果在正虚的情况下，邪毒更不易消退。"杀敌一千，自损八百"，如果只是一味地攻伐，不及时补充营养，患者的体质很难迅速恢复，继续抵抗邪毒。我们的治疗原则以扶正为主，兼顾祛邪。根据患者的体质，辨证予以药膳炖汤治疗，有扶正固本、清热活血、化湿解毒的作用，既能提高患者免疫力，又能减灭肿瘤细胞，有效改善因肿瘤引起的症状或放化疗引起的不良反应，对改善肿瘤患者的生存质量是有好处的。

辨清体质效更好

1. 如何辨体质？

根据中华中医药学会2009年4月9日发布的《中医体质分类判定标准》，将体质分为平和质、气虚质、阳虚质、阴虚质、痰湿质、湿热质、血瘀质、气郁质、特禀质九个类型。具体辨识方法可以参考本书第二部分，或咨询有资质的医师。

2. 判断出体质后如何调理？

中医体质研究课题组的专家指出：体质是可以调整的。体质既禀成于先天，亦关系于后天。药物和有关治疗方法可纠正机体阴阳、气血、津液失衡，是体质可调的实践基础。根据不同体质类型或状态，或益气，或补阴，或温阳，或利湿，或开郁，或活血，以调整机体的阴阳动静、失衡倾向，体现"以人为本""治病求本"的治疗原则。及早发现、干预体质的偏颇状态，进行病因预防、临床前期预防、临床预防，实现调质拒邪、调质防病及调质防变，这是实践中医"治未病"的具体体现。如阳虚体质怕冷的人，在饮食上，可多食牛肉、羊肉、韭菜、生姜等温阳之品，少食梨、西瓜、荸荠等生冷寒凉食物，少饮绿茶，还可食当归生姜羊肉汤等，进行个体化健康管理。

3. 什么是证型？

中医证型是中医学特有的一种名称。证，即证候，是指疾病发展过程中某一个阶段的病理属性的概括。中医学将人体分为气、血、阴、阳，又将病因分为风、寒、暑、湿、燥、热、痰及虚、实等。证型就是由不同的病因引起阴阳气血的不同变化所导致的人体不同的疾病状态。例如感冒，有风寒、风热和暑湿型等，其中风寒、风热、暑湿就是对这个病属性的概括，也就是"证型"。辨清证型有助于医生给予针对性的治疗方案和药膳食疗。

4. 如何通过看舌头辨证？

如果有去过沈师指导的药膳馆喝汤的朋友，印象最深的肯定是服务员在客人点药膳汤前先请客人把舌头伸出来看看，再推荐药膳汤。为什么要先看舌头再点汤呢？因为看舌相能大概了解人的身体状态，辨证施膳更能起到方向性和个性化的养生保健作用，避免乱补吃出病来。看舌质和舌苔在中医学里被称为"舌诊"，这可是中医望诊的五星级重点技能，比较复杂，不过我们可以学点最基本的知识。

中医学认为健康的舌象是：淡红舌，薄白苔，有光泽。

第一步，首先我们要看舌色，就是指舌头的底色。

淡白舌：颜色偏白，缺少血色，通常意味着气血两虚，如果舌面湿润滑溜，大多有水湿。

红舌：红色鲜明，鲜红代表体内有实热或虚火上炎。如果是舌尖和两边鲜红，表示心肺热盛。

红绛舌：颜色比鲜红更深、更浓、更暗。表示脏腑内热非常盛，而且颜色越深邪热越重。

青紫舌：舌面紫、青或者青紫，也可能是局部出现青紫色斑点、斑块，表示身体气血运行缓慢，甚至局部有凝滞不动的现象，也就是"瘀"。青紫而暗淡考虑寒瘀，紫红或绛红并有瘀斑考虑瘀热互结。

第二步，看舌苔。舌苔是指舌面上的颗粒，如果大小均匀、干润适中、薄薄地覆盖在舌的表面，表明这个人饮食得当、消化正常——"有胃气"。

白苔：比薄白苔更厚实，大多数意味着表证、寒证，最常见的风寒感冒就会出现白苔。

黄苔：包括淡黄、深黄、焦黄，颜色深意味着热邪重，比如舌中苔黄表示胃肠热盛，舌根苔黄表示肝胆有热。

灰黑苔：久病、重病患者的舌象可以见到灰黑苔，颜色渐黑预示病情加深，难以治愈。

第三步，看舌质。就是指苔的厚薄、润燥、腐腻、剥落的变化。

厚腻苔：苔质细密、油腻地融合成片，而且刮不掉，这代表体内有湿热痰浊，最常见的原因是胃肠饮食积滞。

滑苔：舌面水分过多，伸出舌头似乎要滴下来，这是身体阳虚或体内有寒湿的表现。

燥苔：发高热、大量出汗、严重呕吐腹泻后，以及服用太多辛香温燥的药物，都会导致体内津液不足，舌苔干燥。

花剥舌：舌苔多处剥落，仅有少量舌苔斑驳存在。

地图舌：舌苔不规则剥落，脱落的边缘突起，界限清晰。

镜面舌：舌苔全都剥脱了，如镜面一样。

出现花剥舌、地图舌、镜面舌的舌苔说明"胃气不足"——气血两虚或全身都处于虚损状态。

每个舌象可能是舌色、舌苔、舌质的N个组合（n≥1），因此中医舌诊是一门精深的学问，专业医生们看看舌头就能了解患者身体大致状况，同时结合脉象和症状来判断，可不是一朝一夕的功夫。辨证施膳，切记"寒者热之、热者寒之、虚则补之、实则泻之"的大原则。

5. 体质和证型有什么关系？

体质是因人体的先天禀赋和后天习性形成的比较固定的身体特征，不容易在短时间内变化，算是一种生理状态。中医学所讲的证型是指某一种疾病的特定阶段产生的特征，可能在短时间内发生变化，属于病理状态。一般来说有某种体质的人容易产生体质相关的证型，如阳虚体质人群患病后容易寒化，产生脾肾阳虚等证型。

6. 体质和证型冲突的时候如何食疗？

在没有疾病发生的时候，按照体质来进行养生和选择药膳食疗，将偏颇的体质逐渐改善为平和质，这是食疗最擅长的功能。在疾病发生以后，产生病理性质的证型，需按照医生的辨证来选择药物治疗，或辅助药膳食疗。如素体阳虚的患者感冒后，出现痰热证候，就要按照痰热来治疗，兼顾阳虚的调养。这个时候就不能只针对体质，要以"治病"为主。病愈以后再根据体质选择食疗。

挑选食材有讲究

1. 何为道地药材？与普通药材的功效有何区别？

道地药材是指传统中药材中具有特定种质、特定产区或特定生产技术和加工方法的中药材。"道"是唐代行政区划名，如关南道、河东道等十余道。"道地"本指各地特产，后演变为"货真价实、质优可靠"的代名词，具有原产、真实、特有、优质度等含义。

我国的道地药材有200余种，在其药名前多冠以地名，以示其道地产区。比如，"四大怀药"（怀地黄、怀菊花、怀牛膝、怀山药）和"浙八味"（杭麦冬、杭菊花、浙元参、延胡索、白术、山茱萸、白芍、浙贝母）就是闻名遐迩的道地药材。此外，还有山东阿胶、山东莱阳沙参、安徽凤凰山丹皮、广东阳春砂仁、广东新会陈皮、四川康定炉贝、宁夏中宁枸杞等道地药材。它们往往具备以下特点：具有特定的优良种质；产区相对固定，具有明确的地域性；生产较为集中，栽培技术和产地加工均有一定特色，比其他产区的同种药材品质佳，质量好，具特有的质量标准；具有一定的形成历史；具有较高的经济价值。

2. 家里有浙贝，没有川贝，可以用浙贝代替川贝吗？

两者功效略有不同，有时不能代替。浙贝性寒，味苦，归肺经、心经，具有清热化痰、开郁散结的功效，其苦寒降泄，善于治疗风热、肺热咳嗽。川贝味苦、甘，性微寒，归肺、心经，具有清热化痰、润肺止咳、散结消肿的功效，其味甘偏润，善于治疗肺燥咳嗽。若久咳肺燥，干咳无痰，川贝优于浙贝；若咳嗽且有黄痰，则川贝、浙贝均可，浙贝更优。

3. 高丽参品种繁多，该如何挑选？

高丽参，学名朝鲜参、别直参（一般特指朝鲜半岛产的红参），五加科植物人参带根茎的根，经加工蒸制而成，分为北朝鲜红参和南朝鲜红参。高丽参有大补元气、生津安神等作用，适用于惊悸失眠者、体虚者，现代医学研究表明，其在预防糖尿病、动脉硬化、高血压等疾病以及抗癌、增强免疫力等方面具有明显效果。

朝鲜半岛产的人参依加工工艺又可分为水参、太极参、白参和高丽参（红参）。将收获的人参，挑选出质量最好的热蒸后烘干而成，水分含量低于14%，组织较硬，呈黄褐色，称为红参，可长期保存，其余则加工成白参等。高丽参一般生长4~6年收割，其中又以6年根的品质最优。

北朝鲜红参分为天、地、人、翁4个等级，每个等级中再按大、小分为不同规格，如天、地、人字等10支（片）、15支（片）、20支（片）。支是指每司马斤（600克）所装红参的支数，但实际每盒支数均有约定的虚数。如天10支（片），实际 10~14支；天15支（片），实际15~19支；天20支（片），实际20~28支；天30支（片），实际30~38支；依次类推。还有大尾、中尾、小尾为不同大小的支根或侧根，小尾的质量最低。

南朝鲜红参分为天、地、良、切4个等级。天参（一级品）、地参（二级品）、良参（三级品）、切参（四级品），每个等级分类与北朝鲜红参一致。

4. 应如何挑选花旗参（西洋参）？

花旗参是五加科人参属多年生草本植物，别名洋参、西洋参，原产于加拿大魁北克与美国威斯康星州，中国北京怀柔与长白山等地也有种植。加拿大产的叫西洋参，美国产的叫花旗参。其味苦、微甘，性凉，归心、肺、胃经，具有益气养阴、清火生津的作用，常用于气虚阴亏、内热、咳喘痰血、虚热、烦倦、消渴、口燥喉干；还可益肺阴、清虚火、生津止渴，治肺虚久嗽、失血、咽干口渴、虚热烦倦。市面上多为整条或切片出售，挑选要点如下。

看外形：由于气候和土质不同，进口参和国产参的外形并不相同，进口参的外表多为土黄色，皱纹不规则，显得粗而深，手感较沉，横纹色灰黑而细密，内部为黄白色，而国产参的根头横环纹比较少，表面较光滑，皱纹细而浅，手感较轻，一般枝条大，无芦头、须根，但有一二枝杈，身多直纹。

看断面：进口参断面比较平坦，折断面略显角质，皮部与木部或中心常有小裂隙。断面呈粉白色，皮部可见一棕色形成层环，环内外散有红棕色小点，"菊花纹"明显，这种参质重皮细。国产参则质坚而硬，断面会参差不齐，不平坦，切断面呈黄白色，心实，无明显"菊花纹"。

闻气味：进口参的气味香而浓，而国产参的香味则比较淡。

品口感：进口参的味苦而甘醇，口感持久，而国产参则苦味比较重，甜味比较淡，而且食用以后，嘴里会有一种涩味。

5. 石斛种类繁多，煲汤用哪种石斛好？

石斛味甘，性微寒，归胃、肾经，具有养阴清热、益胃生津、补肾养肝明目、强筋骨的功效，常用于治疗阴伤津亏、口干烦渴、食少干呕、病后虚热、目暗不明等。分为铁皮石斛、铜皮石斛、环草石斛、马鞭石斛、黄草石斛、金钗石斛等76种，主要产地为云南、浙江、霍山（大别山）等，较出名的就是铁皮石斛。铁皮石斛是石斛中的极品，具有独特的养阴生津效果，受到历代医家和医学典籍的推崇。2010年10月1日起实施的2010年版《中华人民共和国药典》新增了铁皮石斛单列标准，改写了铁皮石斛没有国家标准的历史。

铁皮石斛又名铁皮枫斗、耳环石斛等，含有较多的多糖、氨基酸和石斛碱、石斛胺碱等十多种生物碱，含钙、钾、钠、镁、锌、铁、锰、硒、铜、铬、镍、锗等几十种微量元素，药用价值较大。铁皮石斛以产地区分主要分为霍山铁皮石斛、浙江铁皮石斛、云南铁皮石斛三种。其中霍山铁皮石斛是最好的，但是其产量不高，价格较高。

另外常用的还有紫皮石斛。两者的区别在于：铁皮石斛以野生为主，收取后铁皮呈黄褐色或深褐色，茎短而粗，最高不超过30厘米，鲜食咀嚼后比较软糯，滋味较甘甜，且会有点粘牙，没有明显的纤维与残渣，其防病、养生保健以及治病的功效比较好，效果也比较显著，当然价格要比紫皮石斛贵好几倍。紫皮石斛可人工种植，成品呈紫色。茎较细，鲜食咀嚼后会有纤维与残渣，功效相对要弱一些，效果没有铁皮石斛明显，价格相对较便宜。

6. 茯苓与土茯苓一样吗？

两者不一样。常见的茯苓为块状，为去皮后切制的茯苓，呈立方块状或方块状厚片，大小不一，白色、淡红色或淡棕色，具有利水渗湿、健脾安神的功效。

土茯苓有鲜品和干品，干品呈长圆形或不规则的薄片，边缘不整齐，切面类白色至淡红棕色，粉性，可见点状维管束及多数小亮点，以水湿润后有黏滑感，具有解毒除湿、通利关节的功效。

7. 茯神是什么？

茯神是一味中药，味甘，性平，归心、脾、肾经，具有宁心安神、健脾益气、利水渗湿的功效。食疗汤方中常常运用其宁心安神的功效。如本书中常用食疗汤方中就有介绍浮小麦茯神炖猪心，适宜心悸失眠、心神不宁等神经衰弱人群。

8. 党参选熟党参好还是生党参好？

生党参益气生津力胜，常用于气津两伤或气血两亏。

熟党参是党参的熟制品，也叫炒党参。熟党参是将小麦麸皮置于加热的锅内，至锅上起烟时，加入党参片，拌炒至深黄色，取出筛去麸皮，放凉而得。炒过之后，其补中益气的作用加强（因小麦具有益气养阴之作用），能强胃、健脾和止泻，可治脾胃虚弱、气血两亏、体倦无力、食少、口渴、久泻、脱肛等。

生党参和熟党参的作用相似，都可用于气血两亏，但两者又有不同之处，熟党参能强胃、健脾、止泻，因此脾胃虚弱的患者更适合服用熟党参。

9. 煲汤用生淮山还是中药淮山？

淮山，又称淮山药，《中国药典》称淮山可"达肾气、健脾胃、止泻痢、化痰、润皮毛"，具有独特的食用和药用价值，是保健食品中的上等珍品。近代医家张锡纯认为："淮山药脾肾双补，在上能清，在下能固，和小便而能止大便。"在选择使用时，有生用与炒用的不同。生淮山能补脾养胃、补肾涩精、补肺生津，常用于消渴虚热、脾虚纳呆、久泻不止、肾虚遗精、妇女白带过多、肺虚喘咳。炒用淮山（即中药淮山）能补脾健胃，常用于脾胃虚弱、食少便溏、白带过多。概括地说：养阴生津宜生用，健脾止泻宜炒用。药膳炖汤多用中药淮山，日常煲汤或烹制菜品则多用生淮山。

10. 选用鲜鹿茸或干鹿茸对药膳汤的功效有影响吗？

从营养价值的角度来说，鲜品比干品好。鲜鹿茸是指鹿茸采收后不经过任何人工处理，直接冷冻保存的鹿茸。干鹿茸是鲜鹿茸经过热水蒸煮，然后放在烘干机中烘干到一定程度，再用热水蒸煮，再烘干，反复进行10次左右而制成的。烘干的目的是为了便于保存和运输，或加工成其他剂型（如鹿茸粉胶囊等），在水煮和烘干的过程中，有一小部分营养成分会流失掉，而且经过上述加工的干鹿茸，外形和颜色也不及鲜鹿茸。但其主要功效还是保留的，所以一般的药膳炖汤两者都可以选用。

干鹿茸的优点：易于保存，久存不易变质，流通比较方便。缺点是营养价值会有所降低，损失了多种鹿茸特有的活性营养物质。

鲜鹿茸的优点：保存了完整的鹿茸特有的营养成分。缺点是需要冷冻保存，容易变质且难买到。

11. 煲汤使用干药材和鲜药材用量怎么控制？

很多煲汤用的药材有干药材和鲜药材之分。如淮山，可以使用新鲜淮山或干淮山；益母草，也有干益母草和新鲜益母草之分；百合，也可以选用干百合或新鲜百合等。干药材和鲜药材的功效略有不同。干药材方便储存，含水量小，使用的分量较小；新鲜药材的口感较好，煲汤口味更佳，但含水量大，一般使用时要加大用量。如益母草当归煲鸡蛋中，干益母草用量为10克，换作新鲜益母草就要增加到15克，才能满足功效需求。

12. 当归头和当归尾功效有什么区别？

当归头擅长补血，具有补血、活血、调经止痛、润肠通便等功效，常用于气血亏虚引起的头痛、面色无华、头晕目眩等症；当归尾擅长破血，有活血化瘀的功效，常用于治疗经闭不通、筋骨疼痛、手脚麻木及瘀血积滞肿痛等症。全当归综合了当归头、当归身的补血之功和当归尾的破血之功，既可补血，又可活血。一般的药膳炖汤无需特别区分，都可以使用。

13. 家里有三七粉，煲汤的时候可以用来代替三七片吗？

可以。三七粉是中药三七打成的粉末，与三七片的功效是一样的，只是炮制炖汤的方法不一样。三七片需久煮，建议洗净后与其他食材一起炖煮；若用三七粉，可以等其他食材炖煮完后，食用之前再加入三七粉拌匀后食用。

14. 莲子煲汤是去心还是整颗煲？

　　莲子味甘、涩，性平，归胃、肾、心经，具有补脾止泻、止带、益肾涩精、养心安神的功效。可用于医治腹泻、腰痛、腰酸、遗精、失眠等状况，是很好的滋补品。中老年人或者脑力劳动者经常食用可以健脑，增强记忆力，提高工作效率，并能预防老年痴呆的发生。

　　莲子心性味苦寒，归心、肾经，有清心安神、交通心肾、涩精止血的功效，主要用于治疗热入心包、神昏谵语、心肾不交、失眠遗精、血热吐血。现代医学研究发现，莲子心有显著的强心作用，能扩张外周血管，降低血压，还能促进凝血，使某些酶活化，维持神经传导性，镇静神经，维持肌肉的伸缩性和心跳的节律。莲子心中丰富的磷是细胞核蛋白的主要组成部分，帮助机体进行蛋白质、脂肪、糖类代谢，并维持酸碱平衡，对精子的形成也有重要作用。

　　假如有心火偏盛的状况，如出现面红、目赤、舌边或舌尖红肿、口舌生疮、牙龈肿痛等状况时，炖汤可不去莲子心。但脾虚的人易出现腹泻的状况，就要去掉莲子心。

15. 莲子心会伤胎吗？孕妇可以吃莲子汤吗？

　　莲子心有活血堕胎作用，正如《本草新编》所说：莲子入肾经命门，更善堕胎，故能催生。孕妇临产之前或难产之际可以适当食用莲子心。但正常怀孕期间不宜服食，如要食用莲子汤，建议去掉莲子心再使用。

16. 红枣煲汤时去核还是整颗煲？

　　红枣含有丰富的维生素A、维生素C等人体必需的维生素和18种氨基酸、矿物质，其中维生素C（抗坏血酸）的含量高达葡萄、苹果的70～80倍，维生素P的含量也很高，这两种维生素对防癌和预防高血压、高血脂都有一定作用。据《黄帝内经》《本草纲目》等记载：枣具有益气养肾、补血养颜、补肝降压、安神壮阳、治虚劳损之功效。现代医学研究发现，红枣中含量丰富的环磷酸腺苷、儿茶酸具有独特的防癌降压功效，故红枣是极佳的营养滋补品。但过量食用易上火。

　　枣核是种子，但凡种子类的药材多具有生发的功效。红枣本身就属于性温药食，连枣核一起炖煮易增加心火。一般建议去核后食用，而且去核后食用起来也更方便。炖煮时间不宜过长，时间过长也会导致燥热易上火。

17. 白果不是有毒的吗？可以煲汤喝吗？

白果味甘苦涩，性平，有小毒，归肺、肾经，具有敛肺气、定喘嗽、止带浊、缩小便的功效。能治哮喘，痰嗽，白带，白浊，遗精，淋病，小便频数。白果虽有毒，但毒性小，少量服用不至出现中毒。因此可以煲汤喝，建议一次量或一人量不超过15克，去心后使用。

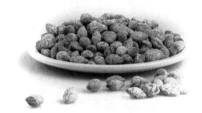

18. 虫草花是冬虫夏草吗？

虫草花与冬虫夏草名字上非常相似，很多朋友认为虫草花是冬虫夏草开的花。其实不然，虫草是一个大品种，虫草花与冬虫夏草虽然都是虫草的品种，但是并无关系。冬虫夏草，简称冬虫草，是冬虫夏草菌和蝙蝠蛾科幼虫的复合体，从生长条件来说，冬虫夏草的生长环境是非常严格的。《本草纲目拾遗》中就有记载："冬虫夏草性味甘，温；功能补肺益肾，化痰止咳；可用之于久咳虚喘，产后虚弱、阳痿阴冷。"

虫草花又称北虫草，是可食用的真菌，与冬虫夏草是完全不同的品类，价格也相差甚远。两者都可以食用，但是两者的功效是完全不一样的。虫草花含有丰富的氨基酸、蛋白质，用来炖汤味道非常鲜美，具有一定的补益作用，但具体功效还不明确。根据我国药品监督管理局的规定，虫草花还未被正式列入中药范围内。

19. 如何吃冬虫夏草最经济实惠？

因为冬虫夏草价格十分昂贵，服用时建议喝汤并把虫草和一起炖的肉品全部吃掉，以保证疗效。朋友们自己食用想省一点钱，可以去海味药材批发市场购买采集及制作过程中折断的冬虫夏草，其实货是一样的，只不过有一点不完整而已，功效不变，价格却便宜很多。

20. 猪小肚是猪肚吗？

猪小肚不是猪肚，猪肚是猪胃，猪小肚即猪膀胱，两者是不一样的。猪小肚具有健脾胃、缩小便、消积滞等功效，猪肚具有补虚损、健脾胃的功能。

21. 煲水鸭汤可以用番鸭代替吗?

　　不可以用番鸭代替。番鸭,又叫瘤头鸭、洋鸭、麝香鸭,其脯大皮薄、骨软肉嫩,鸭子最重可达每只6千克左右,食之肥而不腻,营养价值高,因此人们把加积地区饲养的番鸭称为"加积鸭"。水鸭,又叫蚬鸭,学名绿头鸭,味甘,体积娇小,每只0.5千克左右,其肉味鲜甜,脂肪含量较少,微寒而无毒。

　　两者功效不同:番鸭性平而味甘咸,中医学认为其能补中益气、温中暖下、补肾强阳;水鸭有补中益气、消食和胃、利水消肿及解毒之功,对于病后虚弱、食欲不振有很好的食疗功效,尤其对于小儿麻疹后、降麻火和解热毒常用水鸭。相对于水鸭来说,番鸭脂肪偏多,中医学认为其性偏湿热,一般用于烹饪菜肴,不宜用于炖汤。水鸭肉性凉,适合夏季食用,但脾胃虚寒常腹泻者不宜选用,感冒者也忌食水鸭,以免病症加重。

22. 购买时怎样区分水鸭与番鸭?

　　番鸭个头大,肉厚嫩、骨脆,适合烹饪菜肴,如熬鸭粥、做红烧鸭等;水鸭体型偏小,少肉,像皮包骨,肉实,骨硬,油脂少,但味浓,适合炖汤。

23. 蝎子煲汤用干品还是鲜品好?

　　无论干品、鲜品,现在大部分蝎子都是人工饲养的,其药用价值相差不大,药膳炖汤一般使用鲜品。建议饲养蝎子一次用量为15~20只,一般在10克以内为宜。

24. 新鲜蝎子在哪里购买?怎样保存和处理?

　　较大的农贸市场都可以买到新鲜的蝎子,一次可购买100~150克。将活蝎子直接放入干净的矿泉水瓶或罐子中,扎几个眼透气,放入冰箱冷冻(结冰层)储存。记得要把瓶口或罐口封好,不要让蝎子乱爬。蝎子会进入冬眠状态,不用担心蝎子会死亡。使用时,不必待蝎子解冻,烧一锅开水,用筷子把冻僵了的蝎子直接放入开水中焯水,待其排出尿液,捞起与其他食材一起炖煮即可。

25. 干鲍鱼与鲜鲍鱼哪一种更好?

　　鲍鱼按加工形态分为"干鲍鱼"和"鲜鲍鱼",都含有丰富的营养成分,是一种补而不燥的海产品。相比鲜鲍鱼，干鲍鱼的营养并没有损失太多，正如美食家所说的"鲜干各有其味，鲜味嫩而香，干味厚而醇"。目前市面上的鲜鲍大多是国产的近海人工饲养，品质和营养价值可能反而没有远洋捕捞的鲍鱼制成的干鲍好。但新鲜鲍鱼价格较实惠，连壳一起使用平肝清热之力较强；干鲍鱼处理起来工序较多，价格较鲜品贵，但其补益肝肾之力较强。可以根据自己需求选购。

26. 炖鲜鲍鱼汤为什么要带壳?

鲍鱼壳本身就是一味中药材，称为石决明，又叫千里光等。鲍鱼壳不仅有非常好的明目功效，而且还能平肝清热。因此我们在煲制鲍鱼汤时，可以用牙刷将鲍鱼壳洗净，先用清水煮30～40分钟，再加入其他食材一起炖煮。

27. 如何选购新鲜鲍鱼?

鲜鲍鱼讲求新鲜，要触碰时它在动，按一按肉质，外表有一层黝黑的胶质，用手抚摸十分柔软，轻轻触碰会收缩，闻起来会有淡淡的海水鲜味。鲍鱼死后，触碰起来收缩得慢或不回缩，黝黑色的胶质会褪去，肉质也会慢慢显得雪白，行内称之为"白板鲍鱼"，还会有腥臭的味道，这种就不适合食用了。鲜鲍鱼以每年的5月份最肥美，而到10月或11月时肉较瘦。

28. 如何选购干鲍鱼?

干鲍鱼又分淡干鲍和咸干鲍两种。炖汤以淡干鲍为好，含盐度低。干鲍鱼因产地和加工方式不同，又分为网鲍、吉品鲍、南非鲍等，其中以吉品鲍营养价值最高。网鲍的特点是形状椭圆、边细、枕底起珠，色泽褐黄，质地肥润，软滑味浓；南非鲍个头较大，边缘毛刺比网鲍多，品质也比较好；而吉品鲍是鲍中极品，呈元宝状、质硬、枕身高企，色泽如干柿色，形体较网鲍小。

另外，干鲍鱼还有新旧之分，刚干制后就出售的称为"新水"，存放一两年以上的称为"旧水"，"新水"色泽较浅，鲍鱼味不够浓，起"糖心"不足。

干鲍鱼的大小以每司马斤（1司马斤=604克）的头数多少计算，如平常说的10头鲍鱼，即每604克有10只鲍鱼，头数越少，鲍鱼便越大只，价格也越贵，反之，头数越多，鲍鱼身形越细小。一般炖汤用25头左右的即可。

29. 如何辨别干鲍鱼的真假?

由于干鲍鱼在市面上的售价不菲,因此有部分商贩会用一文不值的"干石鳖"冒充"干鲍鱼"出售,从中牟取暴利。故在选购干鲍鱼时一定要小心,以免上当。市场上出售的干鲍鱼已去壳,不能通过其外壳来辨别。可以从以下两个方面来区分:一是干鲍鱼外形略似艇状,有一面非常光滑平整,即为鲍鱼的足底部分,其边缘较光滑;石鳖因肉体较薄,晒干后会收缩弯曲,且其足的边缘很粗糙。二是石鳖背部中央有片壳板,加工晒干时虽被剥掉,但会留下一道明显的印痕。所以,凡是背面有道明显深印痕迹的"鲍鱼"就是假鲍鱼无疑。

30. 如何辨别干鲍鱼的优劣?

除了辨别真假之外,我们还需要了解如何辨别干鲍鱼的优劣。首先是优质鲍鱼的辨别,从色泽观察,鲍鱼呈米黄色至深棕色,质地新鲜有光泽;从外形观察,鲍鱼呈椭圆形,鲍身完整,个头均匀,干度足,表面有薄薄的盐粉,若在灯影下鲍鱼中部呈红色更佳,谓起"糖心";从肉质观察,鲍鱼肉厚,鼓壮饱满,新鲜。而劣质鲍鱼的特征,从颜色观察,呈灰暗、褐紫,无光泽,有枯干灰白残肉,鲍体表面附着一层灰白色物质,甚至出现黑绿霉斑;从外形观察,体形不完整,边缘凹凸不齐,个体大小不均,近似"马蹄形";从肉质观察,肉质瘦薄,外干内湿,不陷亦不鼓胀。

31. 饲料养殖的猪肉与土猪肉对疗效有影响吗?

不管哪种猪肉,都有补益的作用。猪肉性味甘平,滋阴润燥,可提供血红素(有机铁)和促进铁吸收的半胱氨酸,能改善缺铁性贫血。土猪是指使用传统方法喂养的猪,不喂带添加剂的饲料和泔水油。喂养时间为1~2年,重量100千克左右。这样饲养出来的猪,皮厚不肥,煮熟后有香味。土猪肉的脂肪含量较高,口感更加细嫩多汁。此外,土猪肉在持水性、脂肪酸和氨基酸构成等方面也有一定的优势。但是,这并不意味着用土猪肉制作药膳汤就更好。土猪肉瘦肉率低,所以经常食用更容易引起肥胖,不利于健康。而且由于它的饲养周期长、成本高、炒作热,所以价格比普通猪肉要贵上好几倍,因此并不是居家过日子的首选猪肉品种。其实,不管是哪种猪肉,在营养和口味上都不会相差太大,而选购猪肉最重要的还是"安全",选择正规厂家、检疫合格的猪肉才能吃得放心、健康。

32. 乌鸡与普通鸡的功效有区别吗?

　　乌鸡，又称乌骨鸡或竹丝鸡。根据《中国食物成分表》，乌鸡的蛋白质含量比普通鸡略高，而脂肪含量仅为普通鸡的1/4，是名副其实的高蛋白低脂肪食物。此外，乌鸡中的维生素B2、烟酸、维生素E、钙、镁、铁、锌等营养成分含量均远高于普通鸡。并且，乌鸡中含有的氨基酸种类比普通鸡丰富。

　　普通鸡补的是"气虚"，即适宜于精力不振、疲乏萎靡人群；而乌鸡主要补"血虚"，即适宜于身体多内热（火旺）、盗汗、舌红少苔、脾胃不健人群。乌鸡肉对妇科病疗效显著，对瘦弱或有内热的人群补虚弱，滋补肝肾，益气养血。搭配其他药材同食，能够帮助产妇及多数女性调经活血。需注意的是，缺乏食欲、舌苔较厚的人，不宜吃过多乌鸡。

33. 山斑鱼是什么鱼? 有什么功效?

　　山斑鱼学名叫月鳢，俗称七星鱼、花星鱼、点秤鱼、中公鱼等（各地叫法有所不同），是鳢科鱼类中最有经济价值的淡水鱼类，有"鱼中珍品"之称。山斑鱼和黑鱼长得颇像，都有生肌活血、补脾益胃、滋阴明目的功效，但山斑鱼味道更为鲜美，肉质细嫩。山斑鱼是高蛋白、低脂肪的美味食品，能养血滋阴，益气强身，补心通脉，去热补精，有清热解毒、拔毒生肌的功效，可以促进伤口愈合，是广东人煲鱼汤的心爱之物。

34. 食疗汤方中的鸡蛋怎么处理?

　　一般食疗方用的是水煮蛋。相较于荷包蛋、炒鸡蛋、蒸水蛋，水煮蛋的蛋白质吸收和消化率最高。如当归益母草煲鸡蛋中，整个鸡蛋煮熟后剥去蛋壳，再放入益母草等药材煎煮后滤出的药液中略煮，调味后即可食用。蒸蛋羹、蛋花汤则适合儿童或者术后患者食用。

35. 蛋黄高脂肪、高胆固醇，不能吃吗?

　　很多人吃鸡蛋害怕蛋黄高脂肪、高胆固醇，常常只吃蛋白，把蛋黄扔掉。对于正常人来说，这样其实很浪费。蛋白中确实几乎不含脂肪，一枚蛋中差不多98%的脂肪都集中在蛋黄中，一枚蛋的蛋黄中含约5克脂肪、约200毫克胆固醇，但这些脂肪都是不饱和脂肪，胆固醇多为高密度胆固醇，对控制我们体内的血脂和胆固醇是有帮助的。蛋黄中含有丰富的卵磷脂、固醇类和磷、钙、铁等矿物质，以及多种脂溶性维生素（维生素A、维生素D、维生素E、维生素K）和绝大部分的B族维生素，还有丰富的胆碱，这些营养物质都有助于提高记忆力和注意力。蛋黄还含有益于视力的叶黄素和玉米黄素，能保护眼睛不受紫外线伤害，有助于减少患白内障的风险。蛋黄中的卵磷脂和甜菜碱还能预防老年痴呆、动脉硬化等慢性病的发生。

当然，鸡蛋的烹调方法也是很重要的，相对于水煮蛋、蒸鸡蛋来说，煎鸡蛋、炒鸡蛋的含油脂量就高多了。正确食用鸡蛋黄是不会导致人体血脂、胆固醇升高的，很多人是由于身体代谢功能出现了异常，才导致高脂血症、高胆固醇血症的。不要因为含有脂肪和胆固醇就不吃蛋黄，它的营养其实比蛋白更丰富。鸡蛋被称为"全营养食品"，身体健康的成年人每日吃1～2个鸡蛋都是可以正常代谢吸收的。即使是"三高"人群，每日摄入不超过1个鸡蛋也是有益的，请大家安心食用。

36. 海带和昆布有什么不同？煲汤用可以相互替代吗？

昆布和海带都是海带目的水生藻类，海带属海带目海带科，而昆布属海带目翅藻科。它们的功效是相似的，都是味咸，性寒，归肝、胃、肾经，有消痰软坚散结、利水消肿的功效，常用于瘿瘤、瘰疬、睾丸肿痛、痰饮水肿。用于药膳炖汤的话可以互相替代，昆布的味道更鲜美。

两者外形有所不同，海带比较厚，颜色大多是黑褐色或绿褐色，边缘较整齐。而昆布比海带薄，外表是黑色，扁平的叶状，边缘有小齿或全缘。其营养价值略有不同，它们都富含一些天然的多糖物质，但因昆布的多糖物质含量远远超过海带，所以它的营养价值要比海带高，相对而言价格也比海带贵。它们都富含碘这种微量元素，可以提高人体甲状腺功能，预防甲状腺肿大。在海带和昆布的表面有一层白色的霜，有利水消肿的作用。此外它们还含有褐藻酸，这种物质能提高人体血管的弹性，清理血管中的胆固醇和脂肪，促进血液循环，减少心血管疾病发生，经常食用它们能预防动脉硬化和"三高"等疾病的发生。

37. 紫菜与海带和昆布有什么不同？

紫菜也是一种藻类植物，因干燥以后的紫菜呈紫色而得名，具有化痰软坚、清热利水、补肾养心的功效，常用于治疗甲状腺肿、水肿、慢性支气管炎、咳嗽、瘿瘤、淋病、脚气、高血压等疾病。紫菜的营养价值非常高，含有丰富的蛋白质、碘、钙、铁等元素。现代医学研究表明，它能够增强人体免疫力，改善记忆力，对于单纯性甲状腺肿、肿瘤等疾病预防有帮助。紫菜多以干燥的形态出售，一条条的干燥紫菜丝或压制成圆饼状的干燥紫菜能用来煮紫菜蛋花汤等；将紫菜经过晒干、烘烤后压成片状，再添加油脂、盐和其他调味料，便是我们常吃的"即食海苔"，可用来制作寿司、包饭团或做成海苔酱等。

汤方制作小技巧

1. 煲汤、炖汤、高压锅汤、滚汤有什么区别？

　　现在有不少朋友喜欢喝汤，但是制作汤水的方法各不相同，例如老火汤、炖汤（隔水炖）、高压锅汤、滚汤等，其实这四种汤的营养价值各有所长，适合不同人群的需要。

　　老火汤：通过反复煮沸，大部分易挥发的成分随蒸气挥发，经常饮用也不易导致上火。

　　炖汤：原理是通过炖盅外的高温和蒸气，间接使炖盅内的温度升至沸点，原料的精华全部逼入汤中，营养成分流失少，药力较强，亦可减弱食物的寒凉之性。如白菜猪肺汤，用炖法可去白菜之寒性，保留其清润之力，而且其汤色清，卖相佳，更为原汁原味。但易燥热，且制作过程耗时长，一般需2小时以上。

　　高压锅汤：也是通过高温高压烹煮，其功效与炖汤相当，味道也不错，且耗时短，但汤色较浊，卖相欠佳。有人担心高压锅是金属锅，会与食材（尤其是带有药性的）发生化学反应，高压情况下会使营养物质损失。其实现在的高压锅多是不锈钢等金属制造的，还有用紫砂等材料制成内胆的高压锅，不像铁锅、铝锅、铜锅等容易与食材发生化学反应，而且使用高压锅煮汤，加压的时间十分短，一般在10～20分钟左右，然后打开锅盖，再用中至大火煮沸约30分钟即可，其烹制的总体时间比老火汤及炖汤要短得多，不会加重营养物质的流失。

　　滚汤：由于烹制时间短，有效营养成分多存于汤料中，光喝汤起不到明显作用，需要连汤料一起食用才能起到效果。

2. 四法（老火汤、炖汤、高压锅汤、滚汤）炮制靓汤分别适宜什么人群？

　　上述各种汤的功效略有差异，营养价值各有所长，适合不同需要的人群：

老火汤适合易上火、消化力较差或不需要大补的人群；炖汤适合体质虚寒，不易上火，受补者食用；高压锅汤与炖汤基本相同，更适合上班一族；滚汤可作为补充部分营养物质食用。但还是要根据个人体质差异以及期待疗效，具体辨证选用不同的食材和药材相互搭配食用，才能达到最佳的保健效果。

3. 喝老火汤容易尿酸高吗？

有人认为老火汤反复煮沸，食物中许多营养素都遭到破坏，煲得越久蛋白质变性越厉害，维生素被破坏得越多，汤里仅含有极少量的蛋白质溶出物、糖分和矿物质，营养并不是很丰富，还会导致嘌呤增高，长期饮用会使尿酸增高，出现痛风等，因此还是炖汤比较好。个人认为这取决于具体人的代谢功能，其实两者各有优势，适合不同需要的人群。老火汤补益之力较炖汤弱，所以适合易上火或脾胃消化之力较差者食用，只喝汤，不吃渣。炖汤补力较强，适合体质虚、需要大补且消化功能尚可、不易上火的人群食用。如果想取折中的话，可以选择高压锅煲汤，既缩短沸煮的时间，又有效保留营养。

4. 滚汤没有营养吗？

滚汤只是把食材放入沸水中，煮熟调味即成，常用的是一些蔬菜、肉、蛋等材料，像西红柿鸡蛋汤等，很少加入药材。由于烹制时间短，有效营养成分多存于食材中，光喝汤起不到明显作用，需要连汤料一起食用才能起到效果，只能达到补充部分营养物质的作用，且清滚菜汤、瓜汤等偏寒凉，不宜常饮。

5. 普通药材使用前应如何处理？

普通药材如扁豆、薏苡仁、淮山药、党参、黄芪等，用清水洗去浮尘即可备用。各种质地较轻的药材可放入煲汤袋中，再放入炖盅或锅内炖煮，可使药渣不易浮于汤面，保持汤色清亮，改善口感。海带、昆布、木耳等干货需洗净，温水泡发后备用。

6. 名贵药材、特殊药材使用前应如何处理？

参类（高丽参、红参、花旗参等）：可先隔水蒸软后切片，或在药店切片、打粉均可。

胶类（阿胶、龟甲胶、鹿角胶等）：打碎，或药店打粉备用。

雪蛤：泡发后挑去杂质备用。

鹿茸：切片后洗净备用。

石斛：洗净备用即可。

三七：药店切片或打粉备用。

冬虫夏草：清水洗净即可。

7. 各种肉类使用前应如何处理？

肉类（瘦肉、猪腱、牛腱、羊肉、兔肉等）清水洗净，切成小块，冷水下锅，加入生姜片3克左右（2~3片），煮沸，撇去浮沫，捞起备用。瘦肉也可清水洗净后剁成肉末备用，较易出味，缩短炖煮时间，减少嘌呤产生，更适合高尿酸血症的患者食用。

8. 各种鱼类使用前应如何处理？

鲫鱼、山斑鱼等可洗净后稍晾干，加少量油，入锅略煎至微黄，加入开水、生姜片，煮沸至奶白色后再转入汤锅或炖盅中，加入其他药材一起炖煮。

泥鳅和黄鳝等可放在清水中饲养2～3天，滴少量植物油在水中，待其吐净泥沙，去除体内淤泥杂质，剖去内脏，洗净即可。

9. 各种禽类使用前应如何处理？

禽类（鸡肉、鸡脚、乌鸡、水鸭、鹌鹑、鹧鸪、白鸽等）清水洗净，切成块状，冷水入锅，加入生姜片约3克，煮沸，撇去浮沫，捞起备用。

10. 猪肚、猪小肚、猪粉肠使用前应如何处理？

猪肚、猪小肚、猪粉肠的处理方式相同。以猪肚为例，先在水龙头下用流水将其两面冲洗干净，剪掉多余的油，将猪肚的内部朝外(就是翻一面)，然后把猪肚放在盆中，加入适量的盐和花生油，均匀地抓遍猪肚，腌5分钟；再加入适量的生粉（淀粉），抓均匀，继续腌5分钟；然后用双手反复揉搓猪肚约3分钟，再用清水冲洗干净。翻回正面，再重复上述步骤，洗净表面。把猪肚放入锅内，加入少许清水、姜片煮5分钟。取出煮好的猪肚，放在冷水中，用刀刮去白脐上的秽物。外部洗净后，从肚头（肉厚部分）切开，去掉内壁的油污，再取少量食盐，擦搓猪肚，以去除腺味。最后，用清水冲洗至无滑腻感时，将其切成块状或条状备用。

11. 猪心使用前应如何处理？

猪心切开，用清水冲净其中的瘀血，切块或切片，冷水入锅，加入生姜片约3克，煮沸，撇去浮沫，捞起备用。

12. 猪胰（猪横脷）、猪肝使用前应如何处理？

猪胰（猪横脷）、猪肝清水洗净，去除表面血管杂质，切块，冷水入锅，加入生姜片约3克，煮沸，撇去浮沫，捞起备用。

13. 猪腰、羊腰使用前应如何处理？

猪腰、羊腰洗净表面，切开，剥净内层白色筋膜样物，放入清水中挤净血水，切片，冷水入锅，加入生姜片约3克，煮沸，撇去浮沫，捞起备用。

14. 猪脑使用前应如何处理？

猪脑清水冲洗，放入水中浸泡半小时以上，可借用牙签等物将猪脑上的血膜挑出撕掉，动作要轻柔，再用较细的水流冲洗即可。

15. 鲜鲍鱼、干鲍鱼使用前应如何处理？

鲜鲍鱼一般连壳使用，购买时可请卖家去除内脏，回家后放入冰箱冷冻储存。使用前先解冻，清水冲洗干净鲍鱼肉，用牙刷等物轻刷鲍鱼壳，洗净杂质便可。

干鲍鱼需提前泡发，可整只或切片使用。

16. 海参使用前应如何处理？

海参泡发的过程中一定不要碰到油，海参遇油会有融化现象。把海参洗净，泡到纯净水里，放入冰箱冷藏，每天取出来换一次水。泡1~2天后，海参开始变软，从海参的肚子剪开，去掉海参的牙齿（沙嘴），再用清水把海参冲洗干净。锅里放足量水烧开，放入海参，转小火煮30～60分钟，煮到海参可以轻轻用筷子插透，关火，待水自然冷却，将海参取出放到干净的盘子里，加入纯净水泡，再次放到冰箱冷藏，每天换一次纯净水，2天后即可使用。

17. 花胶（鱼肚、鱼鳔）使用前应如何处理？

用一个干净的容器，加清水至泡过花胶面约2厘米，浸泡一夜（可放入冰箱冷藏），然后把花胶放入葱姜水里煮约20分钟，取出洗净泡入冷水里备用。

18. 响螺片、蚝豉使用前应如何处理？

响螺片、蚝豉等在使用前用温水泡软，入葱姜水焯水后即可备用。

附录　各种相关药材、食材及调味品性味和功效

药材类

分类	药品名	性味归经	功效
补阴类	花旗参	味苦，微甘，性寒，归心、肺、肾经	益气养阴，清火生津
	石斛	味甘，性微寒，归胃、肾经	养阴清热，益胃生津，补肾养肝明目，强筋骨
	天冬	味甘、苦，性寒，归肺、肾经	养阴润燥，清火，生津
	麦冬	味甘、微苦，性微寒，归心、肺、胃经	养阴润肺，益胃生津，清心除烦
	百合	味甘，性微寒，归肺、心经	养阴润肺止咳，清心安神
	玉竹	味甘，性微寒，归肺、胃经	养阴润燥，生津止渴
	沙参	味甘、微苦，性微寒，归肺、胃经	养阴清肺，益胃生津
	枸杞子	味甘，性平，归肝、肾经	补肝肾，明目，润肺
	龟胶	味甘、咸，性寒，归肝、肾、心经	滋阴潜阳，益肾健骨，固经止血，养血补心
补阳类	巴戟	味甘、辛，性温，归肾、肝经	补肾阳，益精血，强筋骨，祛风湿
	肉苁蓉	味甘、咸，性温，归肾、大肠经	补肾阳，益精血，润肠通便
	锁阳	味甘，性温，归肝、肾、大肠经	补肾阳，益精血，润肠通便
	杜仲	味甘，性温，归肝、肾经	补肝肾，强筋骨，安胎
	菟丝子	味甘，性温，归肝、肾、脾经	补肾固精，养肝明目，止泻，安胎
	鹿茸	味甘、咸，性温，归肾、肝经	壮肾阳，益精血，强筋骨，调冲任，固带脉，托疮毒
	海龙	味甘、咸，性温，归肝、肾经	温肾壮阳，消癥散结，催生
	海马	味甘、咸，性温，归肾、肝经	补肾壮阳，活血散结，消肿止痛

续表

分类	药品名	性味归经	功效
阴阳并补类	紫河车	味甘、咸，性温，归心、肺、肾经	温肾补精，益气养血
	冬虫草	味甘，性平，归肺、肾经	益肾壮阳，补肺平喘，止血化痰
补气类	红参	味甘、微苦，性微温，归心、肺、脾经	大补元气，补脾益肺，生津止渴，安神益智
	党参	味甘，性平，归脾、肺经	补中益气，生津，养血
	黄芪	味甘，性微温，归脾、肺经	补气升阳，益卫固表，利水消肿，托疮生肌
	五指毛桃	味甘、辛，性平，归脾、肺经	益气健脾，祛痰止咳，舒筋活络，通乳
	灵芝	味甘，性平，归心、肾、肺经	安神补虚，祛痰止咳
	白术	味苦、甘，性温，归脾、胃经	补气健脾，燥湿利水，固表止汗，安胎
	淮山	味甘，性平，归脾、肺、肾经	益气养阴，补脾肺肾，固精止带
	扁豆	味甘，性微温，归脾、胃经	健脾化湿，和中消暑，解毒
	甘草	味甘，性平，归心、肺、脾、胃经	补脾益气，清热解毒，祛痰止咳，缓急止痛
	大枣	味甘，性温，归脾、胃经	补中益气，养血安神，缓和药性
补血类	当归	味甘、辛，性温，归肝、心、脾经	补血，活血，调经，止痛，润肠
	阿胶	味甘，性平，归肺、肝、肾经	补血，止血，滋阴润燥
	熟地黄	味甘，性微温，归肝、肾经	补血滋阴，益精填髓
	元肉	味甘，性温，归心、脾经	补益心脾，养血安神
	白芍	味苦、酸、甘，性微寒，归肝、脾经	养血调经，平肝止痛，敛阴止汗

续表

分类	药品名	性味归经	功效
利水渗湿类	茯苓	味甘、淡，性平，归心、脾、肾经	利水渗湿，健脾和胃，宁心安神
	茯神	味甘、淡，性平，归心、肺、脾、肾经	宁心安神，健脾益气，利水渗湿
	薏苡仁	味甘、淡，性微寒，归脾、胃、肺经	利水渗湿，健脾止泻，清热排脓，除痹
	赤小豆	味甘、酸，性微寒，归心、小肠、脾经	利水消肿退黄，清热解毒，消痈排脓
	玉米须	味甘，性平，归膀胱、肝、胆经	利水消肿，利湿退黄
	茵陈	味苦，性寒，归脾、胃、肝、胆经	清利湿热，利胆退黄
	土茯苓	味甘、淡，性平，归胃、肝经	解毒除湿，通利关节
	车前草	味甘，性寒，归肾、肝、肺经	清热利尿，明目降压，祛痰止咳
	灯心花	味甘、淡，性微寒，归心、肺、小肠经	清心除烦
解表类	白芷	味辛，性温，归肺、胃经	祛风散寒，通窍止痛，消肿排脓，燥湿止带
	辛夷花	味辛，性温，归肺、胃经	发散风寒，宣通鼻窍
	桂皮	味辛、甘，性温，归肺、心、膀胱经	发汗解肌，温经通脉，温阳化气
	菊花	味辛、甘、苦，性微寒，归肺、肝经	发散风热，清肝明目，平抑肝阳，清热解毒
	桑叶	味甘、苦，性寒，归肺、肝经	发散风热，润肺止咳，平肝明目
化痰止咳类	北杏	味苦，性微温，归肺、大肠经	止咳平喘，润肠通便
	南杏	味微甜而不苦，性平，归肺、大肠经	润肺止咳，润肠通便
	川贝	味苦、甘，性微寒，归肺、心经	清热化痰，润肺止咳，散结消肿
	白果	味甘、苦、涩，性平，归肺、肾经	敛肺定喘，收涩止带，固精缩尿
	海带	味咸，性寒，归肝、胃、肾经	消痰软坚，利水退肿

续表

分类	药品名	性味归经	功效
理气类	陈皮	味辛、苦，性温，归脾、肺经	理气健脾，燥湿化痰
	佛手	味辛、苦，性温，归肝、脾、胃、肺经	疏肝解郁，理气和中，燥湿化痰
	玫瑰花	味甘、微苦，性温，归肝、胃经	行气解郁，活血止痛
	茉莉花	味辛、甘，性凉，归肝、脾、胃经	平肝解郁，理气止痛，安神镇静
收涩类	金樱子	味酸、涩，性平，归肾、膀胱、大肠经	固精缩尿，固崩止带，涩肠止泻
	芡实	味甘、涩，性平，归脾、肾经	补脾止泻，益肾固精，除湿止带
	莲子	味甘、涩，性平，归脾、肾、心经	补脾止泻，固涩止带，益肾固精，养心安神
	浮小麦	味甘，性凉，归心经	固涩止汗，益气除热，养心安神
	乌梅	味酸、涩，性平，归肝、脾、肺、大肠经	敛肺止咳，涩肠止泻，生津止渴，安蛔止痛
活血化瘀类	川芎	味辛，性温，归肝、胆、心包经	活血行气，祛风止痛
	三七	味甘、微苦，性温，归肝、胃经	散瘀止血，消肿定痛
	丹参	味苦，微寒，归心、肝经	活血调经，凉血消痈，清心安神
	王不留行	味苦，性平，归肝、胃经	活血通经，下乳消肿，利尿通淋
	益母草	味苦、辛，性微寒，归肝、心、膀胱经	活血祛瘀，利水消肿，清热解毒
清热类	金银花	味甘，性寒，归肺、心、胃经	清热解毒，疏散风热
	鱼腥草	味辛，性微寒，归肺经	清热解毒，消痈排脓，利尿通淋
	夏枯草	味辛、苦，性寒，归肝、胆经	清肝明目，消肿散结
	鸡骨草	味甘、微苦，性凉，归肝、胃经	清热利湿，散瘀止痛
	倒扣草	味微苦，性凉，归肝、肺、膀胱经	清热解毒，活血通络，利水消肿

续表

分类	药品名	性味归经	功效
清热类	积雪草	味苦、辛，性凉，归肝、脾、肾、膀胱经	清热利湿，散瘀解毒
	草决明	味甘、苦、咸，性微寒，归肝、肾、大肠经	清肝明目，润肠通便
	蕤仁肉	味甘，性平，归肝、心经	疏风散热，养肝明目，补心安神
	茅根	味甘，性寒，归肺、胃、膀胱经	生津止呕，清热利尿，凉血止血
	生地	味甘、苦，性寒，归心、肝、肾经	清热凉血，养阴生津
平肝息风	天麻	味甘，性平，归肝经	息风止痉，平抑肝阳，祛风通络

蔬果类

名称	性味归经	功效
凉瓜	味苦，性寒，归心、脾、肺经	清热，祛暑，明目，解毒
冬瓜	味甘、淡，性微寒，归肺、大肠、小肠、膀胱经	利尿，清热，化痰，生津，解毒
荷叶	味苦、涩，性平，归心、肝、脾经	解暑清热，升发清阳，散瘀止血
玉米	味甘，性平，归胃、大肠经	调中开胃，利水消肿
黄豆	味甘，性平，归脾、胃、大肠经	宽中导滞，健脾利水，解毒消肿
绿豆	味甘，性寒，归心、肝、胃经	清热解毒，消暑，利水消肿，除烦
黑豆	味甘，性平，归脾、肾经	健脾宽中，益肾养血，解毒
红豆	味辛、苦，性平，归肺、膀胱经	生津，润肺，清热，利尿
橄榄	味甘、酸，性平，归肺、胃经	清肺利咽，开胃生津，解毒
银耳	味甘、淡，性平，归肺、胃、肾经	滋补生津，润肺养胃

续表

名称	性味归经	功效
木耳	味甘，性平， 归肺、脾、大肠、肝经	补气养血，润肺止咳，化瘀止血
雪梨	味甘，微酸，性凉， 归肺、胃、心经	润肺利咽，生津养胃，清热泻火，滋润五脏
无花果	味甘，性平， 归肺、胃、大肠经	清热生津，健脾开胃，解毒消肿，润肺利咽
蜜枣	味甘，性平， 归脾、胃经	补益脾胃，滋养阴血，养心安神，缓和药性
核桃	味甘，性温， 归肾、肺、大肠经	补肾助阳，补肺敛肺，润肠
芝麻	味甘，性平， 归肝、脾、肾经	补益肝肾，养血益精，润肠通便
白菜	味甘，性平， 归肝、肾、胃、膀胱经	清热除烦，通利肠胃，利尿解毒
谷芽	味甘，性平， 归脾、胃经	消食健胃
麦芽	味甘，性平， 归脾、胃、肝经	消食和中，回乳消胀，疏肝

肉食类

名称	性味归经	功效
猪瘦肉	味甘、咸，性平， 归脾、胃、肾经	补肾滋阴，润燥，益气养血，消肿
猪脑	味甘，性寒， 归心、脑、肝、肾经	补益脑髓，疏风，润泽生肌
猪肺	味甘，性平， 归肺经	补肺止咳，止血
猪心	味甘、咸，性平， 归心经	补虚养心，安神定惊
猪横脷 （猪胰）	味甘、咸，性平， 归脾、肺经	补脾润燥
猪肚	味甘，性温， 归脾、胃经	补虚损，健脾胃
猪小肚 （猪膀胱）	味甘，性平， 归脾、胃、肾、膀胱经	健脾胃，缩小便，消积滞

续表

名称	性味归经	功效
猪粉肠	味甘，性微寒，归大肠经	固脱止泻
猪蹄筋	味甘、咸，性平，归胃经	补气血，润肌肤，通乳汁，强筋骨
猪尾	味甘，性温，归脾、肾经	补腰力，益骨髓
牛腱	味甘，性温，归脾、胃经	补中益气，滋养脾胃，强健筋骨
羊肉	味甘，性热，归脾、肾经	补虚益气，温中暖下
羊腰	味甘，性热，归脾、肾经	补虚益气，温中暖下，益精壮阳
羊胎盘	味甘，性热，归脾、肾经	温肾补精，益气养血
鹌鹑	味甘，性平，归大肠、心、肝、脾、肺、肾经	补益五脏，清利湿热，强筋骨，止泻痢
白鸽（乳鸽）	味咸，性平，归肺、肝、肾经	滋肾益气，祛风解毒，调经止痛
鹧鸪	味甘，性温，归脾、胃、心经	滋养补虚，开胃化痰
乌鸡（竹丝鸡）	味甘，性温，归肝、肾、肺经	补肝益肾，补气养血，养阴退虚热
鸡脚	味甘，性微温，归脾、胃、肝经	温中益气，强健筋骨
雪蛤	味咸，性凉，归肺、肾经	滋补益精，养阴润肺，补脑益智，利水消肿
花胶（鱼肚、鱼鳔）	味甘，性平，归肝、肾经	补肾益精，息风，止血
鲍鱼	味甘、咸，性平，归肝经	滋阴清热，益精明目，调经
鲍鱼壳	味咸，性寒，归肝经	平肝潜阳，清肝明目
田鸡	味甘，性凉，归肝、肾经	解毒，化瘀，利尿，消肿
山斑鱼	味甘，性凉，归肾、肝、心经	清热解毒，滋阴养血，填精益肾，祛瘀生新

续表

名称	性味归经	功效
大鱼头（鳙鱼）	味甘，性温，归胃经	温补脾胃，强自，消除赘疣
蚝豉	味甘、咸，性平，归心、肝经	养血安神，止汗涩精，化痰软坚
响螺	味甘，性寒，归胃、肾经	开胃消滞，清热养阴，明目退翳
兔肉	味甘，性寒，归脾、肝、大肠经	健脾补中，凉血解毒
水鸭	味甘，性凉，归脾、胃、肾经	补中益气，消食和胃，滋阴解毒
鸭胗	味甘，性温，归脾、胃经	健脾消滞，养胃生津
水鱼	味甘，性平，归肝、肾经	滋阴补肾，清退虚热
海参	味甘、咸，性平，归肾、肺经	补肾益精，养血润燥，止血
龟	味甘、咸，性平，归肺、肾经	滋阴潜阳，养血补心
蝎子	味辛，性平，归肝经	息风止痉，攻毒散结，通络止痛
泥鳅	味甘，性平，归脾、肝、肾经	补益脾肾，利水解毒
黄鳝	味甘，性温，归肝、脾、肾经	益气血，补肝肾，强筋骨，祛风湿
鲫鱼	味甘，性平，归脾、胃、大肠经	健脾和胃，利水消肿，通血脉

调味品类

名称	性味归经	功效
生姜	味辛、性温，归脾、胃、肺经	解表散寒，温中止呕，化痰止咳，解鱼蟹毒
花椒	味辛，性温，归脾、胃、肾经	温中止痛，除湿止泻，杀虫止痒
胡椒	味辛，性热，归胃、大肠、肝经	温中散寒，下气止痛，止泻，开胃，解毒

续表

名称	性味归经	功效
黄酒	味甘，性温， 归心、肝、肺、胃经	活血通络，温经止痛，益气补血
冰糖	味甘，性平， 归脾、肺经	补中益气，和胃润肺，止咳嗽，化痰涎

郑重声明

　　本书所用的药膳食材均为沈坚华教授从医40余年的经验总结。随着社会发展和生态保护的需要，某些食材可能被列为保护品种，禁止食用。届时请大家严格遵守法律法规，选用适合的替代品种。特此提醒！

参考文献

［1］ 吴翠珍，张先庚. 营养与食疗学［M］. 北京：中国中医药出版社，2018.

［2］ 左铮云，刘志勇，乐毅敏. 中医药膳学［M］. 北京：中国中医药出版社，2015.

［3］ 田代华. 黄帝内经·素问［M］. 北京：人民卫生出版社，2005.

［4］ 倪世美. 中医食疗学［M］. 北京：中国中医药出版社，2018.

［5］ 熊曼琪. 伤寒学［M］. 2版. 北京：中国中医药出版社，2007.

［6］ 谭雪菊，李炜弘，冉宁晶，等. 四气五味理论指导下的"辨体施膳"策略初探［J］. 云南中医中药杂志，2016，37（3）：13–14.

［7］ 孙广仁，郑洪新. 中医基础理论［M］. 北京：中国中医药出版社，2017.

［8］ 冯庆莲. 食疗与健康［C］. 广西：第四次全国中西医结合养生学与康复医学学术研讨会论文集，2004：292–294.

［9］ 卿柳庭，李云捷. 论科学饮食、食疗与中医脏腑学说的关系［J］. 中国调味品，2000，1（1）：24–25.

［10］ 刘燕平. 试论中医食疗的运用原则［J］. 陕西中医学院学报，1995，18（4）：23–24.

［11］ 李欢旗. 论中医饮食疗法的研究应用［J］. 亚太传统医药，2016，12（17）：61–62.

［12］ 陈梁，瘳建湘，李海朋. 从五脏辨证论药膳食疗［C］. 杭州：2013年药膳学术年会暨药膳高级研修班论文集，2013：49–56.

［13］ 王桂敏，赵会. 山楂熬膏治疗崩漏体会［J］. 中医函授通讯，1998，17（1）：21–22.

［14］ 高月. 浅谈崩漏病人辨证食疗［J］. 黑龙江中医药，1993（5）：52–53.

［15］ 杨永琴，魏本君，杨硕，等. 尤昭玲巧用药膳治疗不孕症经验介绍［J］. 新中医，2018，50（4）：229–232.

［16］ 中医催乳药膳有方［J］. 湖南中医杂志，2018（6）：145.

［17］ 刘晓勤. 耳穴贴压配合中医药膳治疗围绝经期失眠症的疗效观察［J］. 临床医药文献杂志，2017，78（4）：15317.

［18］ 刘望开. 浅谈中医饮食疗法在康复保健中的作用［J］. 中国伤残医学，2014，22（7）：300–302.

［19］ 牟经娟. 神经衰弱的中医药疗法和中医饮食疗法［J］. 中医中药，2015，13（9）：204.

［20］陈继英. 神经衰弱者的药膳食疗［J］. 健康博览，2011（11）：55.

［21］陈庆琳. 糖尿病中医辨证施膳探讨［J］. 江苏中医药，2015，47（12）：74-76.

［22］调治便秘 中医给你支妙招——食疗药膳［J］. 湖南中医杂志，2018，34（7）：180.

［23］孟妍，吕千千，聂玉香，等. 营养药膳粥食疗干预慢性腹泻患者疗效观察［J］. 河北中医，2016，38（11）：1660-1663.

［24］刘永恒，李彩霞，霍世寅，等. 中医饮食疗法对血液透析患者血磷水平及生活质量的影响［J］. 实用中西医结合临床，2018，18（2）：71-72，121.

［25］邓秋迎，陈淑珍，郭庆梅，等. 岭南饮食疗法在体质调控中的运用［J］. 新中医，2015，47（9）：252-253.

［26］张艺，谭桂云，魏美霞，等. 沈坚华中药结合药膳治疗排卵障碍性闭经医案举隅［J］. 新中医，2015，46（11）：243-244.

［27］夏翔，施杞. 中国食疗大全［M］. 上海：上海科学技术出版社，2011.

［28］刘志勇，游卫平，简辉. 药膳食疗学［M］. 北京：中国中医药出版社，2017.

［29］黄兆胜. 中药学［M］. 北京：人民卫生出版社，2002.

［30］钟赣生. 中药学［M］. 北京：中国中医药出版社，2012.

［31］李经纬，余瀛鳌，区永欣，等. 中医大辞典［M］. 2版. 北京：人民卫生出版社，2005.

［32］谈勇. 中医妇科学（新世纪第四版）［M］. 北京：中国中医药出版社，2016.

《不孕不育名家食疗验方——沈坚华中医食疗心镜》终于要出版了！

恩师沈坚华主任中医师是第五批、第六批全国名老中医药专家学术经验继承工作指导老师，广东省名中医。行医40余载，积累了大量的临床经验，其独创的"三步六法十八方"中医综合疗法，融合了中药内服、穴位贴敷、药膳食疗等多种传统疗法，因疗效好、起效快，广受患者赞誉，获得了广州市科技进步三等奖。

2010年，全面介绍沈师治疗不孕不育诊疗经验的《沈坚华中医临证心镜》出版。有业内行家认为，该书对沈师的诊疗思路及方药介绍详实，但其擅长使用的药膳未能单独详解，未能尽述其行医之大成，建议再编写一部中医食疗心镜，讲述其食疗配方经验。后因各种原因搁置。每每被问及出书一事，惴惴然以"临床工作太忙"搪塞过去。近两年沈坚华名医工作室陆续被确定为广东省名中医传承工作室以及全国名老中医药专家传承工作室，荔湾区中医医院妇科同事们个个摩拳擦掌，重提撰写计划。习近平总书记也号召"要努力实现中医药健康养生文化的创造性转化、创新性发展"。天时、地利、人和，本书经过数年酝酿、一年的撰写、修改，终于要出版了！

沈师治病，离不开药膳辅助，20世纪80年代药膳辅助就被纳入沈氏早期的学术思想"三管齐下"之中。他认为，治病不究其饮食，容易"赶鬼入赶鬼出"（广州话），也就是中医学所谓犯"虚虚实实"之戒。早在公元前1000多年的周朝就把医生分为食医、疾医、疡医、兽医四科。其中的"食医"则是专门负责王室的饮食与配膳。唐代名医孙思邈在其所著的《备急千金要方》中提出："夫为医者当须先洞晓病源，知其所犯，以食治之；食疗不愈，然后命药。"元代名医陈直提出："善治病者不如善慎疾，善治药者不如善治食。"可见，善用食疗治病的方是高明的医生。临证中，沈师经常说"药食同源"，说起药书中能当食物的东西，他就会如数家珍般娓娓道来："李时珍《本草纲目》收载的1892种药物中，仅谷、菜、果3部就收有300多种……"

沈师善用药膳，讲究辨证施食，不仅药膳的总体功效要与食用者体质偏胜、疾病寒热虚实辨证统一，而且药膳方组成还讲究药物与食物的相生相克作用。药膳除了治病，更多的是达到"平时养身"，其意义在于"扶人体之正气"。沈师曾指导亲友在广州经营药膳汤馆，有时夜间在汤馆坐镇，看看食客的舌头，把一下脉，就能推荐一款适合的药膳汤方，竟然能达到"汤到病除，通身舒畅"的奇效。我突然忆起一件趣事，曾遇一奇人，请沈师写下一字，以此猜测他的职业，结果是"是官非官，是商非商"，商即是说指导经营汤馆。作为中医生，教患者煲汤的不少，能指导经营药膳馆的还真是屈指可数。

沈师善用药膳，尤其推崇"血肉有情之品"的营养作用。其在治疗不孕不育患者的时候常说"车子再好，没有汽油，怎么能跑？"其中的车子是指人体的生殖系统，而汽油就是指药膳，尤其是药膳中的肉类食品所含的丰富营养。沈师认为药膳方最重视后天之本脾胃的调养，以及先天之本肾精的补充，这些都是单纯植物性药物很难迅速达到的效果。

沈师善用药膳，尤其反对"唯药效论"，坚决不允许我们单纯堆砌中药，把食疗汤煲成了"汤药"。沈氏药膳强调色、香、味俱全，既要养生防病，又能激起食欲，让药膳余味无穷。我想，这就是"商"的特别之处，汤馆里的药膳若是口感欠佳，等同于喝苦药，那是留不住食客的。

沈师之食疗方，兼具治疗、补益、口感等多重作用，所以深受患者喜爱。在临床跟师的时候，常有很多患者在诊病以后，不断询问自己应该喝什么汤，汤应该怎么煲，药材和食材应该怎么选择等，患者多，问题多，我们一遍又一遍地重复回答难以招架。作为跟随沈师二十载的弟子，能将沈师的心血付梓印刷，做出有利于患者和中医药文化传播的贡献，是余责无旁贷的事业，也是余最大的心愿。本书问世以后，至少对于患者，以后无需再反复询问，翻开书本，就可以对照其中找寻美味药膳的制作方法并清楚其疗效。

作为《沈坚华中医临证心镜》姊妹篇的《不孕不育名家食疗验方——沈坚华中医食疗心镜》终于要出版了！这是沈师将自己40余年食疗经验的无私奉献，是全体弟子及徒孙们的荣幸，也是患者们的福音。然，因弟子们才疏学浅，恐未能尽得沈师真传，书中难免有错漏之处，还望广大读者批评指正！

谭桂云
2019年10月于广州

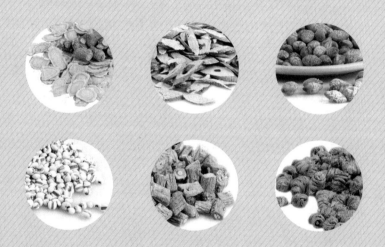

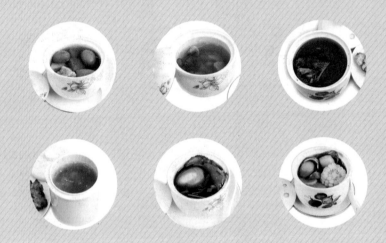